Kay Bartrow

Shape your body

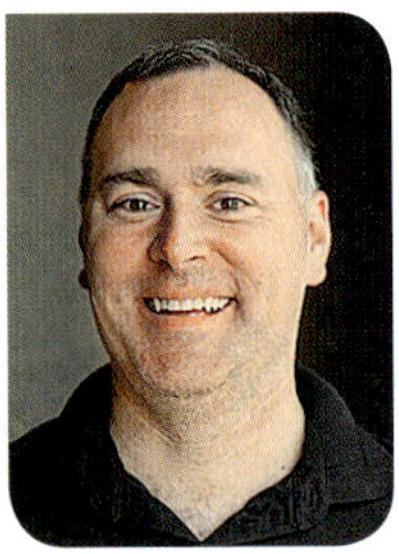

Kay Bartrow ist Physiotherapeut in einer großen Praxis in Balingen. Seit 2002 ist er Lehrbeauftragter für Physiotherapie und gibt seit 2006 Fortbildungskurse für examinierte Physiotherapeuten. Seine Erfolgstitel »Übeltäter Kiefergelenk«, »Blackroll« und »Schwachstelle Knie«, die alle bei TRIAS erschienen sind, helfen vielen Menschen, körper- und gesundheitsbewusster zu trainieren.

Die Blackroll ist als Trainingsgerät Gold wert: Sie rollt effektiv Beschwerden und Verspannungen weg und sorgt für geschmeidige Beweglichkeit. Wer ihren Einsatz hier aber für beendet hält, täuscht sich! Sie ist gleichzeitig eine echte Wunderwaffe gegen Dellen und Winkearme. Bodyshaping 2.0 ist mit dieser kleinen Rolle ganz ohne weitere Geräte und ganz einfach zuhause möglich. Eine Win-win-Situation für Sie: körperlich fit und eine ästhetische, gestraffte Silhouette, mit der Sie sich rundum wohlfühlen.

Kay Bartrow

Shape your body

Knackig und sexy mit der Blackroll

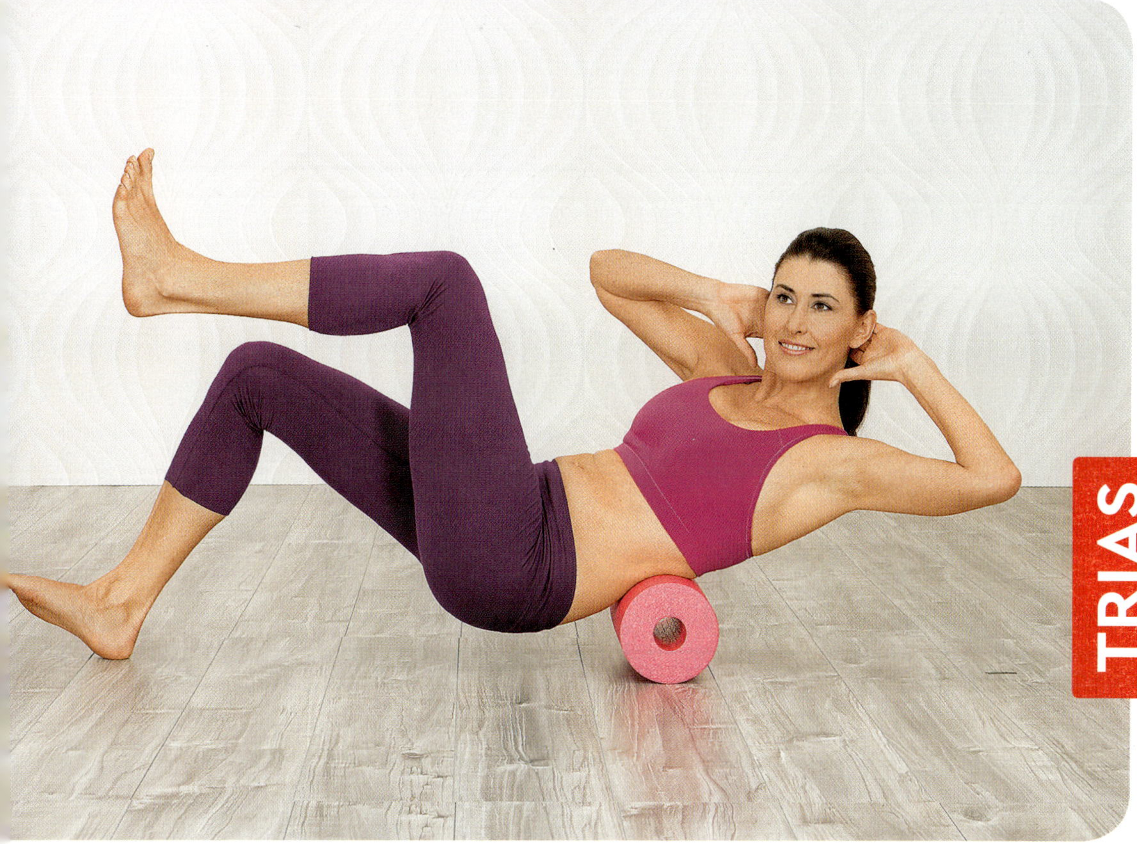

TRIAS

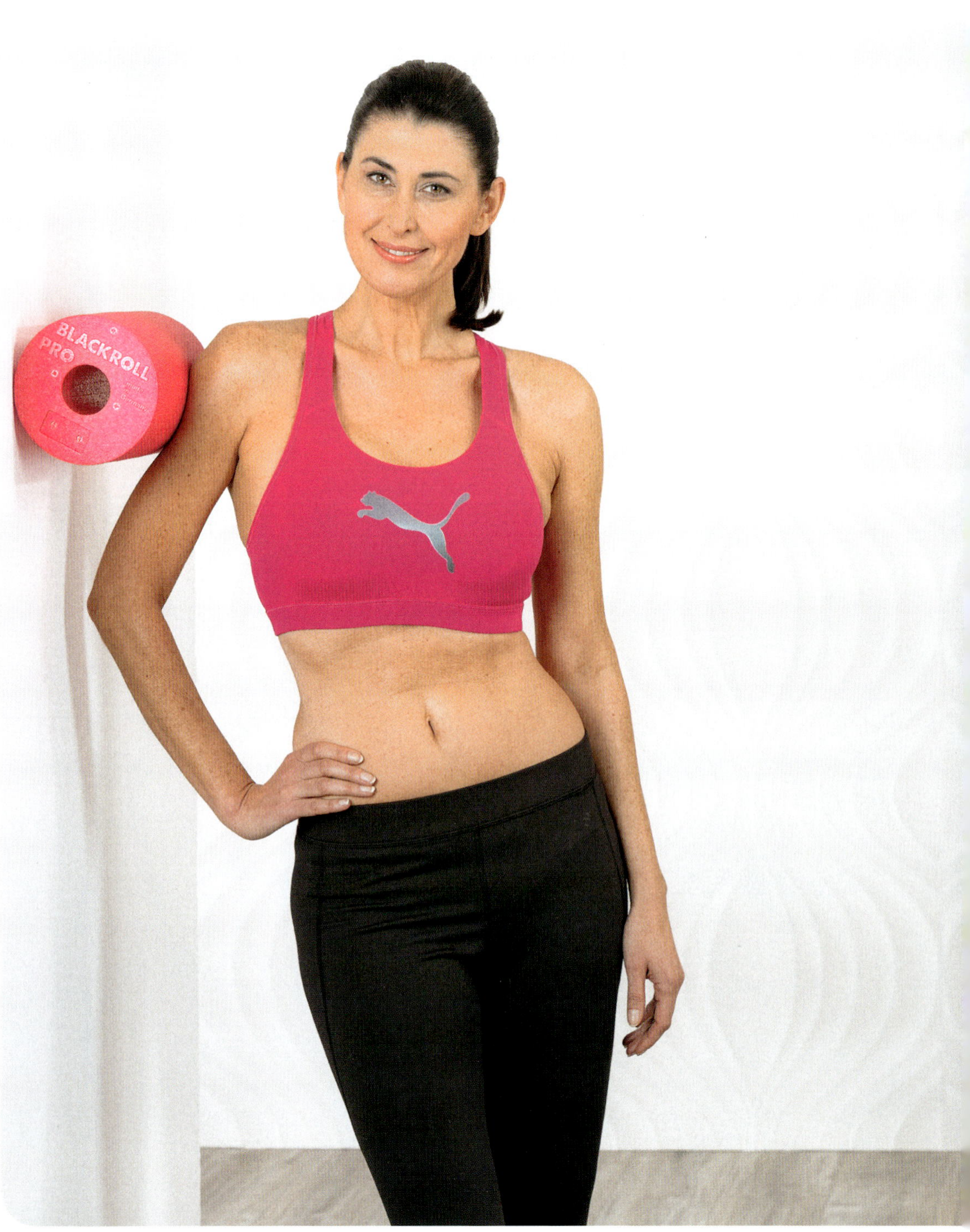
BLACKROLL
PRO

Faszientraining für die Bikinifigur

10 **Problemzonen einfach wegrollen**
11 Das Übungsprogramm

Zum Aufwärmen
14 Wechselsprünge
16 Gestützte Hocksprünge
18 Wechselnder Fersenheber
20 Twister

Für einen flachen Bauch
22 Liegestütz-Twist
24 Katzenrolle
26 Beinstrecken einbeinig
28 Achter-Touren
30 Beinstrecken beidbeinig
32 Vorwärts-Crunch
34 Seitliche Crunches
36 Sport-Crunches
38 Bauchrolle
40 Käferübung

Für starke Beine
42 Beinheben seitwärts
44 Roll-Kniebeuge
46 Froschdrehung
48 Einbeinige Kniebeuge
50 Wadenstand
52 Beinheber beidbeinig
54 Bewegliche Kniebeuge
56 Beinheber einbeinig
58 Einbeinige Kniebeuge (Blackroll vorne)
60 Liegestütz mit Beinstrecken

Für einen knackigen Po
66 Wandstemme
68 Wandläufer
70 Arm- und Beinheben diagonal
72 Liegestütz mit Beinheben
74 Frosch-Liegestütz
76 Auf und ab
78 Beinheben rückwärts
80 Rückwärts-Twister
82 Vorwärts-Rückwärts-Twister
84 Rutsche

Für straffe Arme
86 Liegestütz rückwärts auf der Rolle
88 Kurze Liegestütze auf der Rolle
90 Lange Liegestütze auf der Rolle
92 Trizepsdrücken an der Wand
94 Power-Liegestütz
96 Einarmige Dips in Seitenlage
98 Fliegende Bewegung
100 Hantel-Push-up
102 Überzüge
104 Seitliches Armheben

Für größere Ausdauer
110 Ganzkörper-Twist
112 Oberkörper-Twist
114 Ausfallschritt auf der Blackroll
116 Blackroll-Sprünge
118 Vierfüßler-Liegestütz

Zum Cool-down
120 Rollout Wade und Oberschenkelrückseite
122 Rollout Oberschenkelinnenseite
124 Rollout unterer Rücken
126 Rollout Oberschenkelvorderseite

Warum dieses Buch?

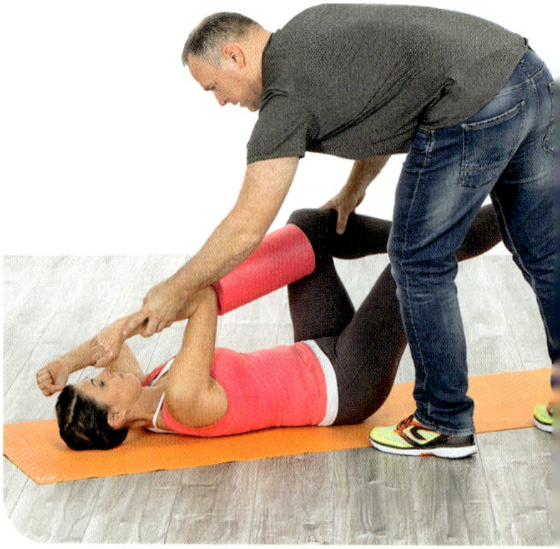

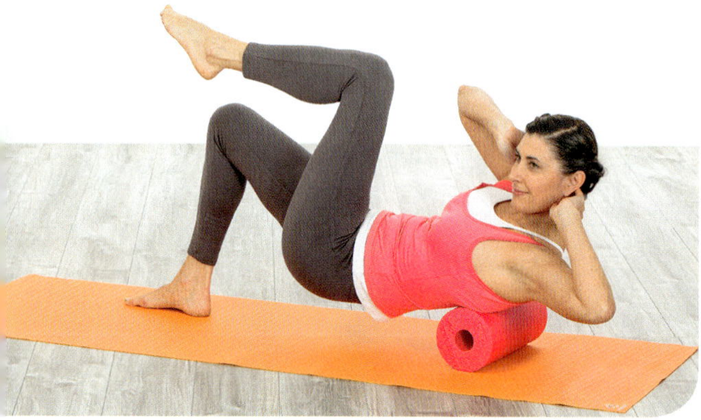

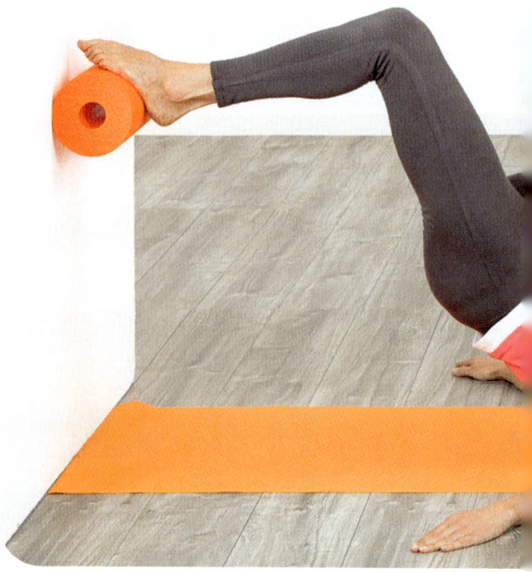

Bodyshaping mit der Blackroll?
Vielleicht dachten Sie im ersten Moment, das sei doch Unsinn. Schließlich ist die Blackroll ein Hilfsmittel für das Faszientraining – oder? Ja, das ist sie. Aber sie kann noch viel mehr. Tatsächlich ist die kleine Rolle ein ausgezeichnetes Trainingsgerät für ein umfassendes Kraft- und Straffungs-Workout. Problemzonen lassen sich mit ihr gezielt angreifen. Entdecken Sie die vielfältigen Möglichkeiten der Blackroll und erreichen Sie Ihr Trainingsziel. Ich wünsche Ihnen viel Spaß!

Kay Bartrow, im August 2017

Ein gutes Training ist vor allem eines: nie langweilig. Es fordert den gesamten Körper

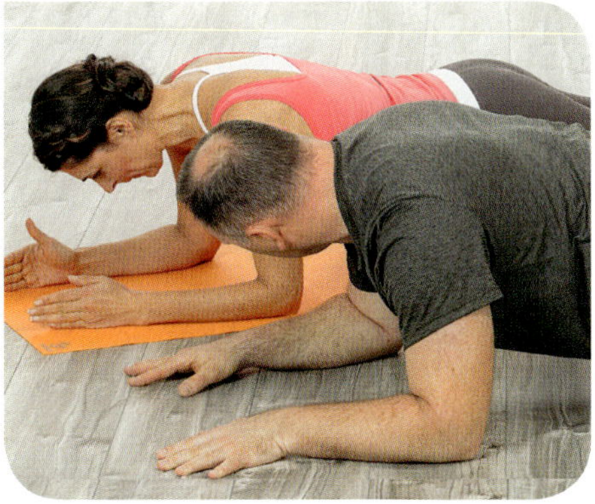

Übungen auf der Blackroll fördern so das intensive Zusammenspiel aller Muskelgruppen. Das Ergebnis: ein straffer Körper, in dem alle Muskeln effizient zusammenarbeiten.

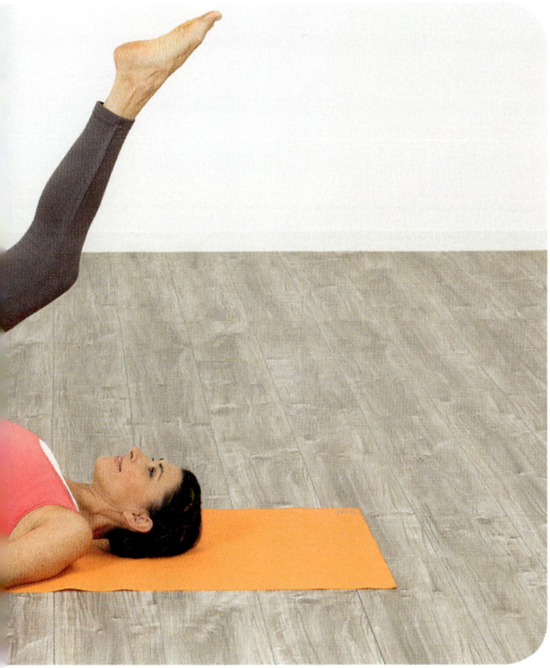

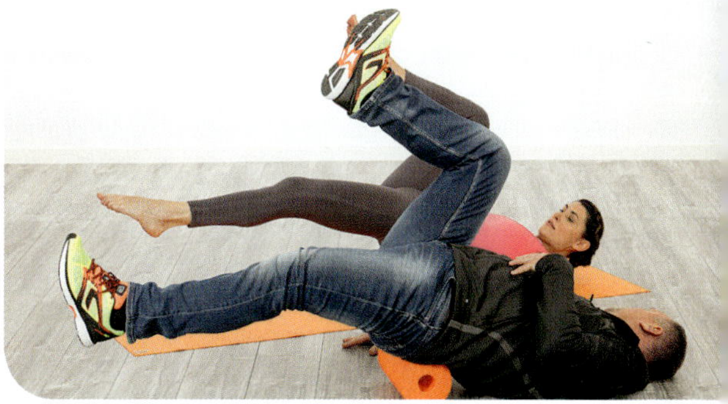

Die Blackroll liefert eine wichtige Komponente für ein abwechslungsreiches und anspruchsvolles Körpertraining: einen beweglichen Untergrund.

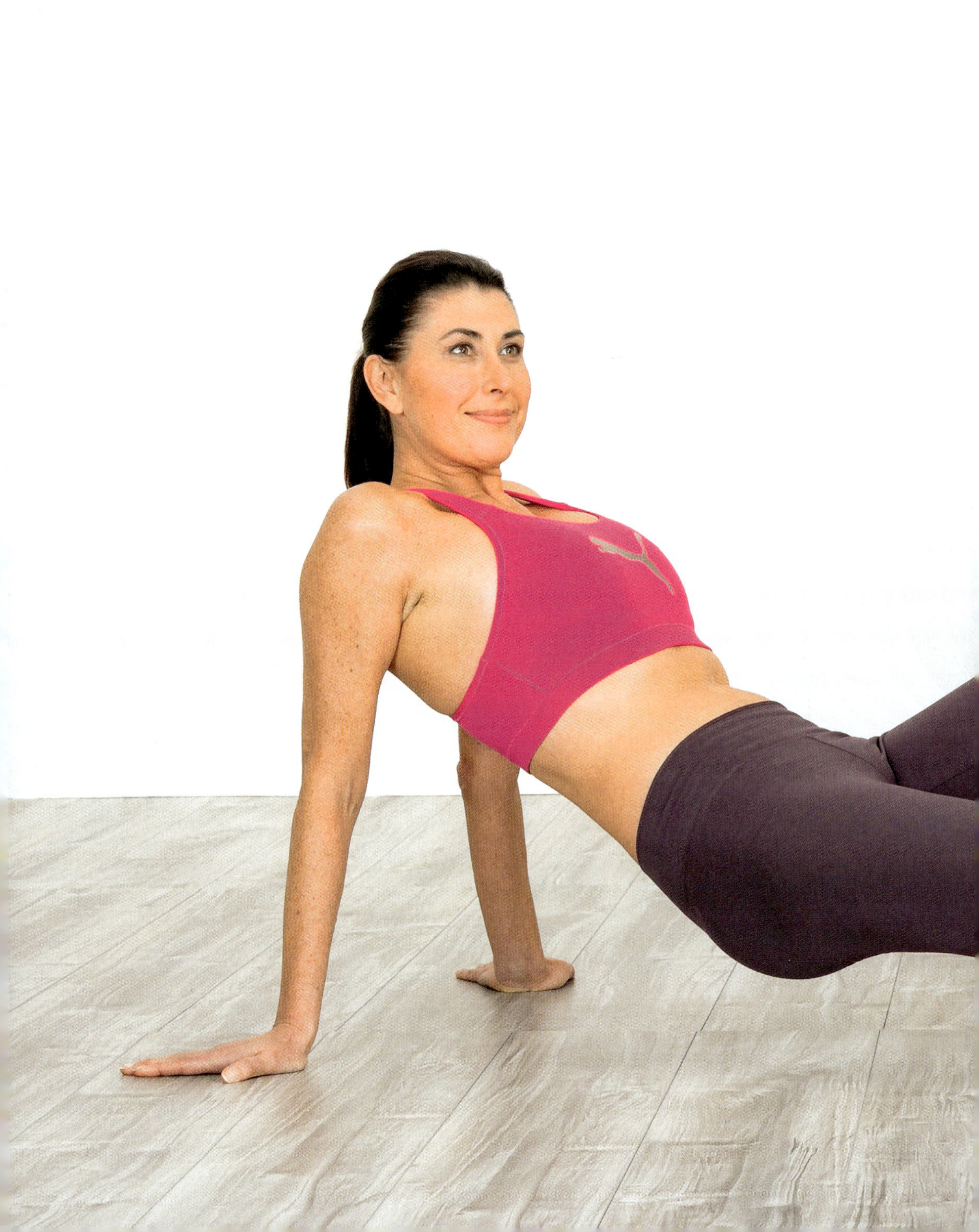

Faszientraining für die Bikinifigur

Trainieren Sie ganzheitlich, abwechslungsreich, effizient und mit Spaß für Ihren Wunschkörper.

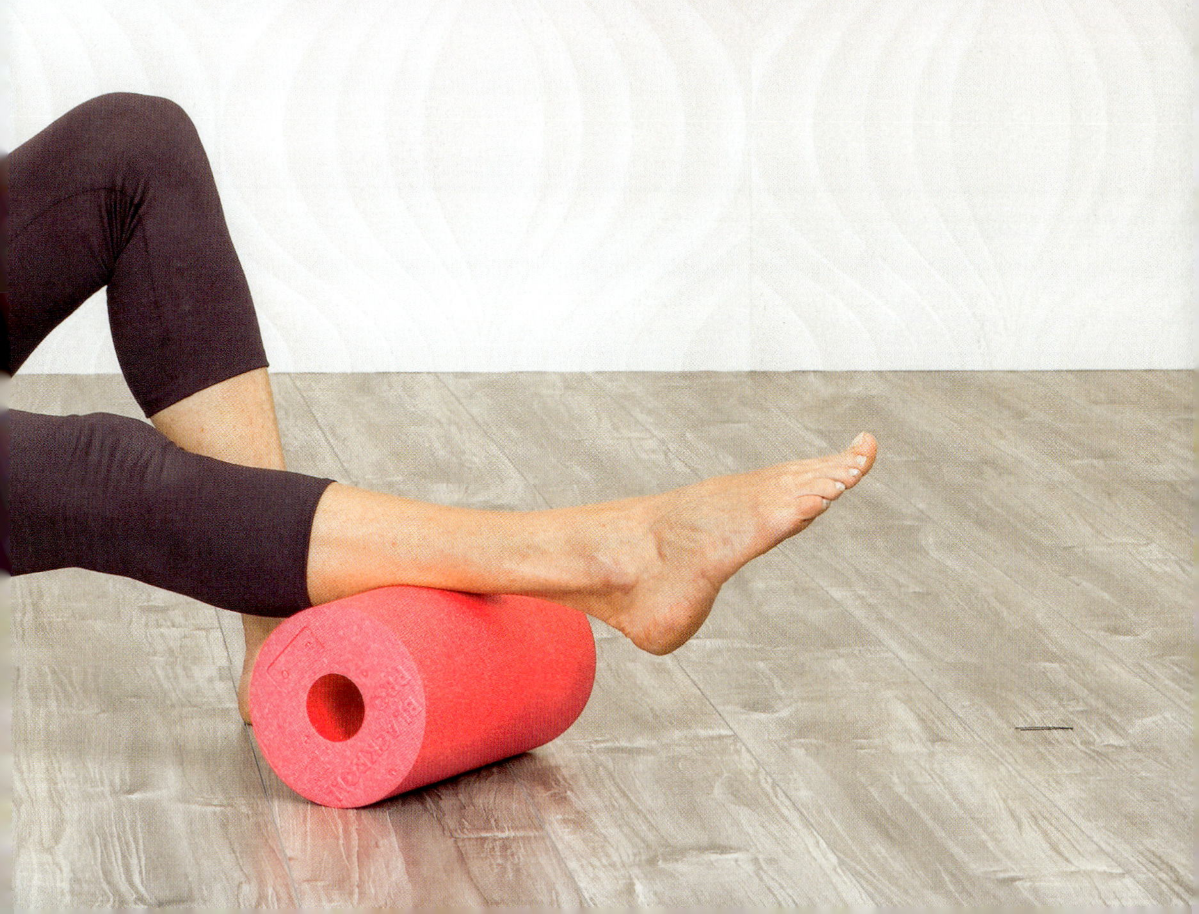

Problemzonen einfach wegrollen

Entdecken Sie die Blackroll als Kraft- und Ausdauertrainingsgerät. Sie ist optimal geeignet, lästige und hartnäckige Problemzonen gezielt zu trainieren.

Die Blackroll hat sich als Tool im Faszientraining bereits bestens bewährt. Vielleicht verwenden Sie sie selbst schon mit Erfolg? Meine Erfahrungen zeigen jedoch: Sie lässt sich auch ausgezeichnet beim Kraft- und Ausdauertraining einsetzen. Für Bodyshaping und Bodyforming ist sie geradezu ideal – ein optimaler Begleiter auf dem Weg zu einem straffen und durchtrainierten Körper. Mit ihr lassen sich Übungen gestalten, die nicht nur eine einzelne Muskelgruppe fordern, sondern den gesamten Bewegungsapparat – ganz im Sinne des modernen funktionellen Trainings, das Wert auf das Zusammenspiel der Muskeln legt, anstatt sie isoliert zu trainieren.

Das Training auf und mit der wackeligen Rolle verlangt der Muskulatur einiges ab – sie muss stabilisieren und ausgleichen, gleichzeitig muss sie koordinierte Bewegungen ausführen. Kraft, Ausdauer, Schnelligkeit, Beweglichkeit, Koordination und Gleichgewicht werden gleichermaßen trainiert. Dabei können Sie von Training zu Training den Schwerpunkt wechseln, mal sich mehr auf Kraftentwicklung, ein anderes Mal mehr auf Schnelligkeit konzentrieren. So bleibt das Training abwechslungsreich und macht Spaß! Sie können die Blackroll auch bequem in Ihr bisheriges Trainingsprogramm integrieren. Tauschen Sie einfach einige Ihrer alten Übungen gegen Blackrollübungen aus.

Das Übungsprogramm

Die Übungen in diesem Buch sind immer einer Muskelgruppe schwerpunktmäßig zugeordnet, fordern aber immer sehr viel Mitarbeit der angrenzenden, stabilisierenden und unterstützenden Muskulatur – der Rest des Körpers macht immer mit.

An Ausrüstung brauchen Sie nicht viel: Eine Blackroll, eine Matte und ein Paar Hanteln reichen völlig aus.

Es ist sinnvoll, alle Übungen in diesem Buch einmal komplett auszuprobieren. Wenn Sie herausgefunden haben, welche Ihnen liegen oder bei welchen Sie einen guten Trainingseffekt spüren, stellen Sie damit Ihr eigenes Programm zusammen. Planen Sie 2–3 Trainingstage pro Woche ein; zwischen den Einheiten sollte zu Beginn immer mindestens ein Tag Pause liegen. Mit zunehmender Leistungsfähigkeit können Sie die Pausen auch kürzer gestalten. Pro Einheit machen Sie jeweils 10–12 Übungen; achten Sie auf eine ausgewogene Mischung aus allen Bereichen (Bauch, Beine, Po, Arme). So ergibt sich ein effektives Ganzkörpertraining. Bei jeder Übung gibt es Angaben zu der empfohlenen Zahl der Wiederholungen. Machen Sie zwischen den einzelnen Durchgängen (Sätzen) jeweils ca. 30 Sekunden Pause. Bei Übungen, die auf eine Körperseite, auf einen Arm oder ein Bein abzielen, sollten Sie die angegebene Wiederholungszahl jeweils auf beiden Körperseiten durchführen. So vermeiden Sie Ungleichgewichte in der Muskelentwicklung.

Ab und an sollten Sie auch herausfordernde oder unbequeme Übungen, die Sie ordentlich ausbelasten, einbauen. Nur mit unbequemen Trainingsreizen werden Sie besser. Tauschen Sie immer wieder einmal Übungen aus – Abwechslung ist der Schlüssel zum Erfolg, denn der

Körper gewöhnt sich schnell an Trainingsreize. Trainieren Sie auch nicht immer in derselben Reihenfolge. Auch diese Wechsel im Training liefern Ihrem Körper wertvolle neue Reize.

Aufwärmen Es geht los mit einem kurzen Aufwärmprogramm – dieses sollten Sie nie ausfallen lassen, denn es ist ein effektiver Schutz vor Verletzungen! Durch die in diesem Buch gezeigten 4 Übungen wird die Durchblutung angeregt, Muskulatur, Gelenke und Faszien werden beweglicher und elastischer. Gleichzeitig können Sie sich psychisch auf das Training einstimmen, Stress und Alltag hinter sich lassen und sich ganz auf sich und Ihren Körper konzentrieren. Planen Sie etwa 10 Minuten dafür ein. Ihr Körper wird es Ihnen danken!

Bauch Als Nächstes kommt der Bauch. Gut trainierte Bauchmuskeln sind nicht nur für die perfekte Bikinifigur wichtig, sie spielen auch eine wichtige Rolle bei der Stabilisierung des Körpers und der Wirbelsäule. Eine gute Bauchmuskulatur ist eine effektive Waffe gegen Rückenschmerzen. Sie schützt obendrein die inneren Organe und unterstützt auch die Atmung. Eine Menge Gründe, diesem Teil Ihres Körpers besondere Aufmerksamkeit zu widmen.

Wichtig ist ein vielseitiges und abwechslungsreiches Training, um den Muskeln immer wieder neue Reize zu bieten. Darum arbeiten wir mit verschiedenen Varianten, zum einen mit dynamischen Bewegungen wie den klassischen Crunches, aber auch mit Stabilisationsübungen ohne große Bewegungskomponenten.

Beine Bei den Beinen handelt sich um eine sehr große und gleichzeitig um eine von Haus aus bereits sehr kräftige Muskelgruppe. Genau deshalb ist Beintraining auch meist sehr anstrengend und energieraubend – und entsprechend unbeliebt. Die hier versammelten 10 Übungen zeigen Möglichkeiten, auch noch andere Muskelgruppen zu integrieren und dennoch den Trainingsschwerpunkt auf die Beinmuskulatur zu legen.

Po Der knackige Po ist ein Wunschziel vieler Sportler – die Blackroll bietet die Chance, es zu erreichen. Die Übungen auf wackeligem Untergrund stärken den Glutaeus maximus, den großen Po-Muskel, besonders effizient. Gleichzeitig trainieren Sie bei den hier vorgestellten Übungen eine Vielzahl anderer Muskeln mit – eine Win-win-Situation.

Arme Mehr als 20 Muskeln arbeiten in unseren Armen zusammen – sie sind wichtig für die Bewältigung unseres Alltags, denn bei fast allen Tätigkeiten, die wir Tag für Tag verrichten, brauchen wir unsere Arme. Die verschiedenen Armmuskeln werden mit den hier gezeigten Übungen im Zusammenspiel trainiert.

Ausdauertraining Das Ausdauertraining ist ein wichtiges Element im gesamten Trainingsplan und sollte nie zu kurz kommen. Es sorgt dafür, dass die Muskeln weniger schnell ermüden, steigert die Durchblutung und den Sauerstofftransport, optimiert die Energiebereitstellung für den Körper und sorgt so auch für eine größere Belastbarkeit des gesamten Organismus. Auch hier können Sie mit der Blackroll arbeiten. Dabei gilt das Hauptaugenmerk den Muskeln, die den ganzen Tag eher ausdauernd arbeiten müssen – sogenannten Haltungsmuskeln. Sie sind für ein Ausdauertraining geradezu prädestiniert und dabei auch sehr empfänglich für derartige Trainingsreize. Planen Sie einen Tag pro Woche für ein Ausdauertraining oder machen Sie zwischendurch immer wieder ein paar Übungen unter dem Aspekt Ausdauer. Dazu erhöhen Sie die Anzahl der Wiederholungen bei den ausgewählten Übungen. Es gilt die einfache Regel: Alles über 25 Wiederholungen steigert Ihre Ausdauer. Je länger und häufiger Sie Ihre Ausdauer trainieren, desto länger wird es dauern, bis Sie im Training ermüden. Ein herrlicher Zustand.

Cool-down Nach dem Training ist vor dem Training. Beginnen Sie die Regeneration direkt im Anschluss an jede Einheit mit einem Cool-down. Nur mit einer ausreichenden Erholungsphase wird Ihr Körper kräftiger, ausdauernder und in der Folge belastbarer. Hiermit steht und fällt Ihr Trainingserfolg. Bedenken Sie immer: Ihr Körper wird in der Pause besser, nicht im Training. In der Pause füllt der Organismus Energiespeicher auf, reduziert Stoffwechselendprodukte, verbessert die Durchblutung und macht Sie bereit für die nächste Trainingseinheit.

Wechselsprünge

Ausgangsposition: Gehen Sie in Schrittstellung. Dabei ist ein Bein vorne. Halten Sie die Knie leicht gebeugt, richten Sie den Oberkörper entlang der Wirbelsäule auf und straffen Sie die Schultern etwas nach hinten. Ziehen Sie dazu die Schulterblätter Richtung Wirbelsäule zusammen und halten Sie diese Spannung während der gesamten Übung. Die Faszienrolle halten Sie in einer Hand – diagonal zum vorne stehenden Bein (das heißt, steht das rechte Bein vorne, halten Sie die Rolle in der linken Hand und umgekehrt). Sie können die Rolle auch am Lochausschnitt festhalten.

Durchführung: Führen Sie Wechselsprünge durch. Dabei springen Sie vom Boden ab, nehmen im Sprung das vordere Bein nach hinten und das hintere Bein nach vorne und landen in der umgekehrten Schrittstellung. Versuchen Sie die Beine ungefähr an derselben Stelle aufzusetzen. Während des Sprungs übergeben Sie die Rolle an die diagonale Hand zum vorderen Bein. Um die Übung intensiver zu gestalten, können Sie die Wechselsprünge auch aus einer tieferen Beugung der Knie ausführen.

Endposition: Sie entspricht der Ausgangsposition. Wenn Sie also mit dem rechten Bein vorne starten, dann ist das auch Ihre Endposition.

Zu beachten: Halten Sie während der Übung die Bauchmuskeln angespannt, um die Wirbelsäule zu schützen, und halten Sie den Oberkörper aufrecht.

Einsteiger:
3 × 8–12 Wiederholungen

Fortgeschrittene:
5 × 15–18 Wiederholungen

Topfit:
5 × 25–50 Wiederholungen

Tipp: Diese Warm-up-Übung können Sie auch ohne strikte Wiederholungszahl einfach für eine bestimmte Zeit durchführen (z.B. 1 × 3 Minuten lang). Oder Sie zählen die erreichte Wiederholungszahl in Ihrer gewählten Zeit. Je mehr Wiederholungen Sie in 3 Minuten schaffen, desto besser haben Sie die Übung koordiniert.

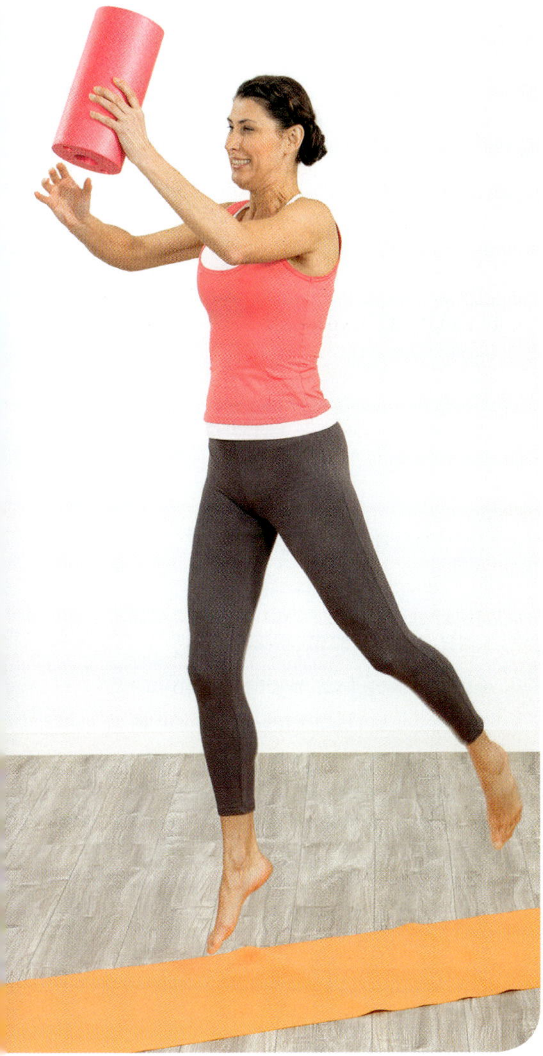

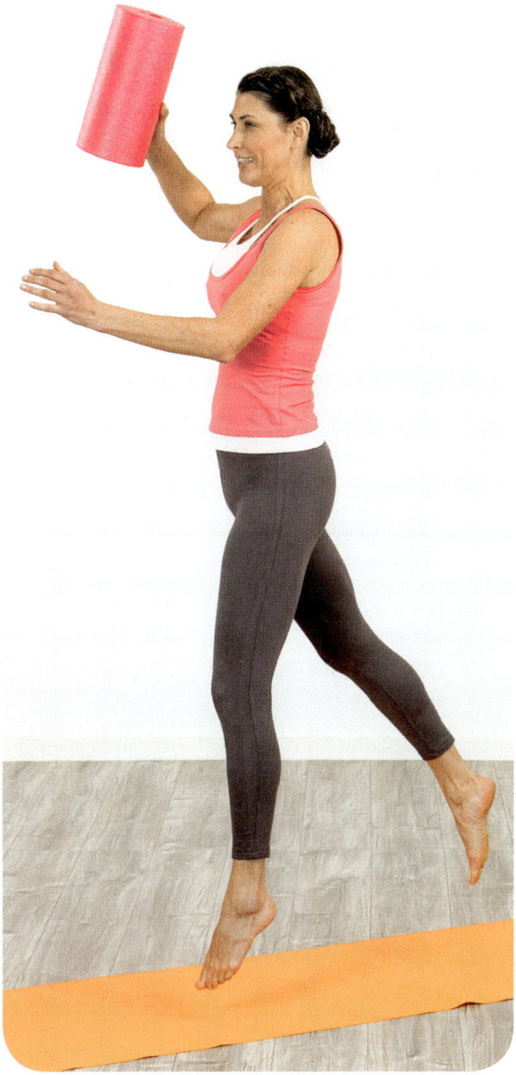

Gestützte Hocksprünge

Ausgangsposition: Sie starten in einer Bärenstand- oder Liegestützposition. Beim Bärenstand können Sie das Becken höher halten als die Schultern und die Füße stehen näher an den Händen als im Liegestütz. Legen Sie die Hände auf die Faszienrolle (stecken Sie am besten die Finger seitlich in den Lochausschnitt der Rolle für einen besseren Halt), die Füße platzieren Sie so, dass Ihr Körper eine möglichst gerade Linie bildet. Die Ellbogen sind leicht gebeugt, bei einer Fußposition näher an den Händen auch die Knie. Durch leichtes Anspannen der Bauchmuskulatur stützen Sie die Wirbelsäule und den Oberkörper während der Übung. Der Oberkörper muss stabil bleiben.

Durchführung: Springen Sie nun in einer fließenden Bewegung mit beiden Beinen unter den Oberkörper, sodass Sie in eine Hockposition kommen. Danach springen Sie wieder nach hinten, zurück in die Ausgangsposition. Alternativ können Sie mit beiden Beinen beim Anhocken auch nach rechts oder links (am Oberkörper vorbei) nach vorne springen.

Endposition: Sie entspricht der Ausgangsposition, eine Wiederholung besteht also aus Vor- und Zurückspringen.

Zu beachten: Stützen Sie durch Anspannen der Bauchmuskulatur Ihre Wirbelsäule. Führen Sie die Bewegung stets kontrolliert durch und vermeiden Sie anfangs zu ruckartige Bewegungen.

Einsteiger:
3 × 8–12 Wiederholungen

Fortgeschrittene:
5 × 15–18 Wiederholungen

Topfit:
5 × 25–50 Wiederholungen

Tipp: Auch diese Übung können Sie ohne eine bestimmte Wiederholungszahl auf Zeit durchführen (z.B. wieder 3 Minuten). Zählen Sie die erreichten Wiederholungen in Ihrer vorgegebenen Zeit. Je mehr Wiederholungen Sie schaffen, desto besser haben Sie die Übung koordiniert.

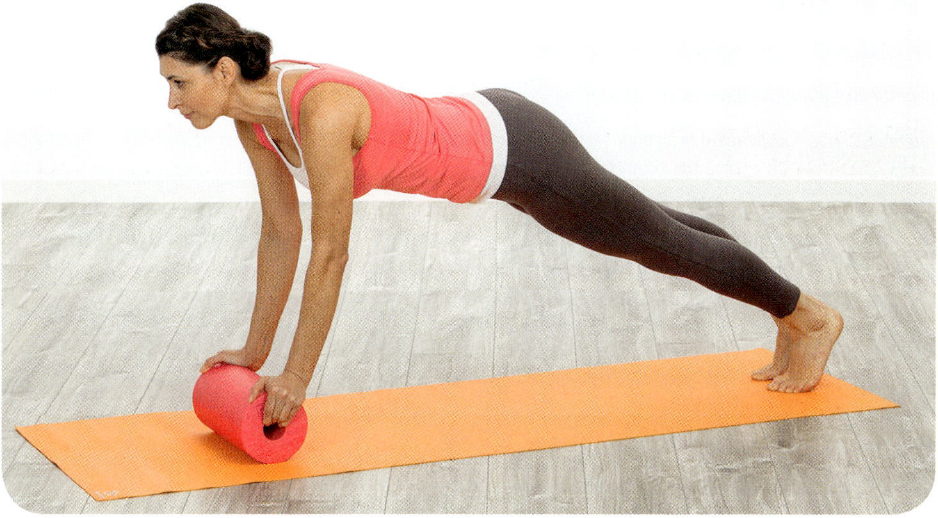

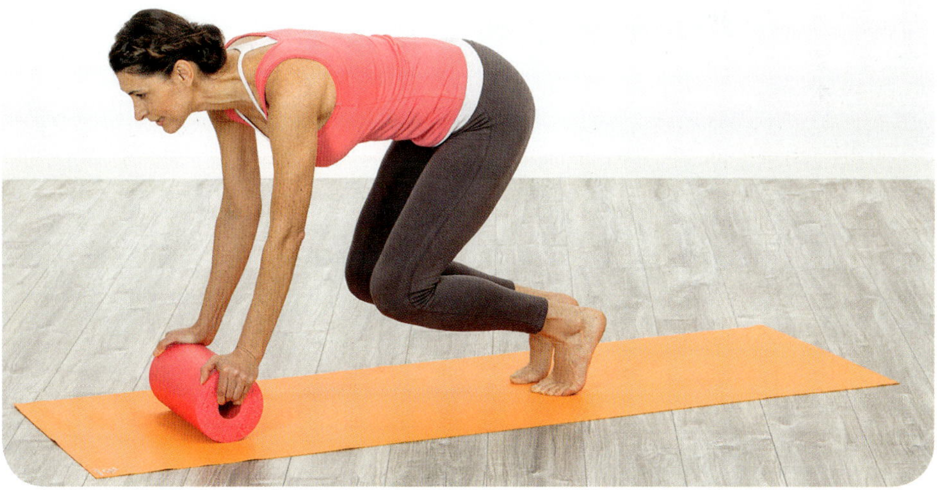

Wechselnder Fersenheber

Ausgangsposition: Stellen Sie sich breitbeinig auf eine Matte. Wenn Sie die Übung mit Turnschuhen durchführen, können Sie auch auf dem Boden stehen. Stellen Sie die Füße etwa 1–2 Beckenbreiten voneinander entfernt auf und beugen Sie die Knie leicht. Stabilisieren Sie Ihre Körpermitte, indem Sie die Bauchmuskeln anspannen. Der Oberkörper ist aufgerichtet und die Schultern sind nach hinten angespannt – aber nicht hochziehen! Die Hände legen Sie auf die Oberschenkel oder stemmen sie in die Taille.

Durchführung: Verlagern Sie Ihr Körpergewicht auf ein Bein und heben Sie das andere Bein vom Boden ab. Nun führen Sie die Ferse des angehobenen Beines zum Gesäß und stellen das Bein danach wieder an derselben Stelle ab. Machen Sie die Bewegung im Wechsel mit dem linken und rechten Bein. Als zusätzliche Variante können Sie beim Anheben eines Beines auch die Arme nach oben oder nach vorne anheben. Wenn das Bein wieder auf dem Boden aufkommt, nehmen Sie auch die Arme wieder zurück an die Hüften.

Endposition: Wenn Sie die Bewegung einmal mit dem linken und rechten Bein durchgeführt haben, ist eine Wiederholung geschafft.

Zu beachten: Bleiben Sie mit dem Oberkörper stabil in der Mitte. Wenn Sie die Arme mitnehmen, darf der Oberkörper auch ein wenig zur Seite schwingen. Achten Sie auf jeden Fall auf die Bauchmuskelspannung, damit die Körpermitte stabil bleibt. Vergessen Sie dabei nicht das Atmen!

Einsteiger:
3 × 8–12 Wiederholungen

Fortgeschrittene:
5 × 15–18 Wiederholungen

Topfit:
5 × 25–50 Wiederholungen

Tipp: Auch hier können Sie wieder ohne eine bestimmte Wiederholungszahl einfach auf Zeit arbeiten (z.B. wieder 3 Minuten). Zählen Sie die erreichten Wiederholungen in Ihrer vorgesehenen Zeit.

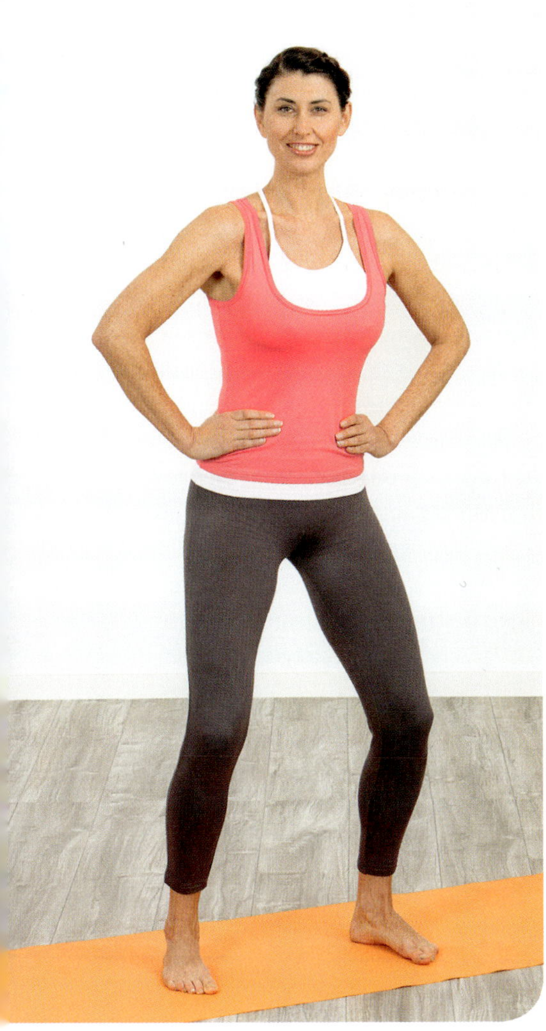

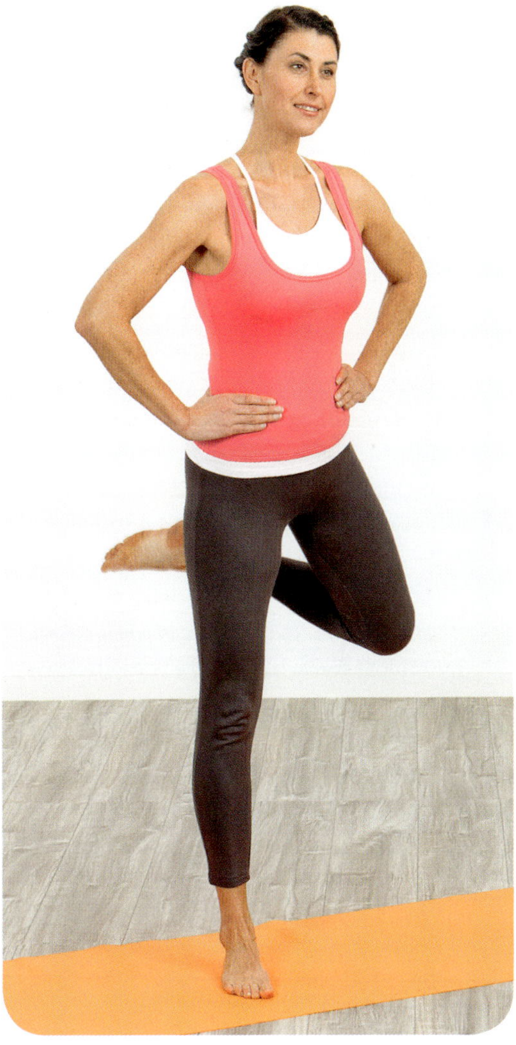

Twister

Ausgangsposition: Sie beginnen im Bärenstand. Die Hände stehen etwas vor den Schultern, die Kniegelenke sind nicht ganz gestreckt. Je weiter Sie die Füße vom Körper weg aufstellen, desto mehr Stabilisationsarbeit muss Ihre Rumpfmuskulatur leisten. Testen Sie, mit welcher Fußstellung Sie die Übung noch korrekt ausführen können.

Durchführung: Lösen Sie ein Bein und den diagonalen Arm vom Boden (z.B. rechtes Bein und linken Arm). Bewegen Sie den Arm nach oben; dabei bewegt sich das angehobene Bein zwischen dem noch aufgestellten Arm und dem aufgestellten Bein hindurch auf die andere Körperseite. Dabei dreht sich der Oberkörper mit. Halten Sie das Bein kurz (für etwa 3–5 Sekunden) frei schwebend über dem Boden, bevor Sie wieder in die Ausgangsstellung zurückdrehen und die Bewegung mit dem anderen Bein ausführen. Strecken Sie Ihre Wirbelsäule und den Oberkörper am Bewegungsende, wenn Sie die Drehung durchgeführt haben, lang durch.

Endposition: In der Endposition haben Sie den Oberkörper nach oben aufgedreht und halten ein Bein über dem Boden in der Luft. Wenn Sie nach Ausführung der Übung zu beiden Seiten wieder in der Ausgangsstellung angekommen sind, haben Sie eine Wiederholung absolviert.

Zu beachten: Spannen Sie die Bauchmuskeln an, um die Körpermitte zu stabilisieren und die Bewegung kontrollieren zu können. Nutzen Sie den angehobenen Arm als Gegengewicht und bremsen Sie die Bewegung sanft vor der Endposition ab, um ein Überdrehen zu vermeiden. Mit zunehmender Übung können Sie die Bewegung auch mit mehr Schwung durchführen oder sogar von einer Seite auf die andere springen. Auch bei dieser Übung können Sie Ihre Wiederholungen für einen bestimmten Zeitraum zählen.

Einsteiger:
3 × 8–12 Wiederholungen

Fortgeschrittene:
5 × 15–18 Wiederholungen

Topfit:
5 × 25–50 Wiederholungen

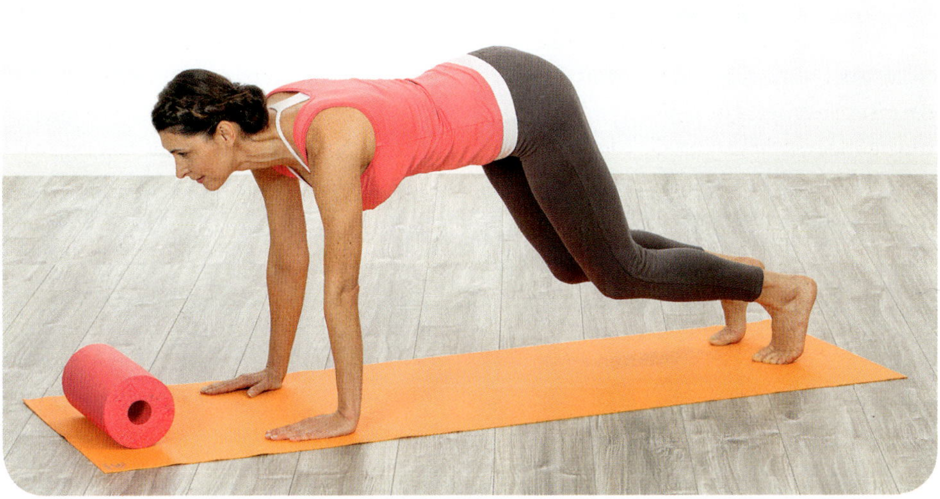

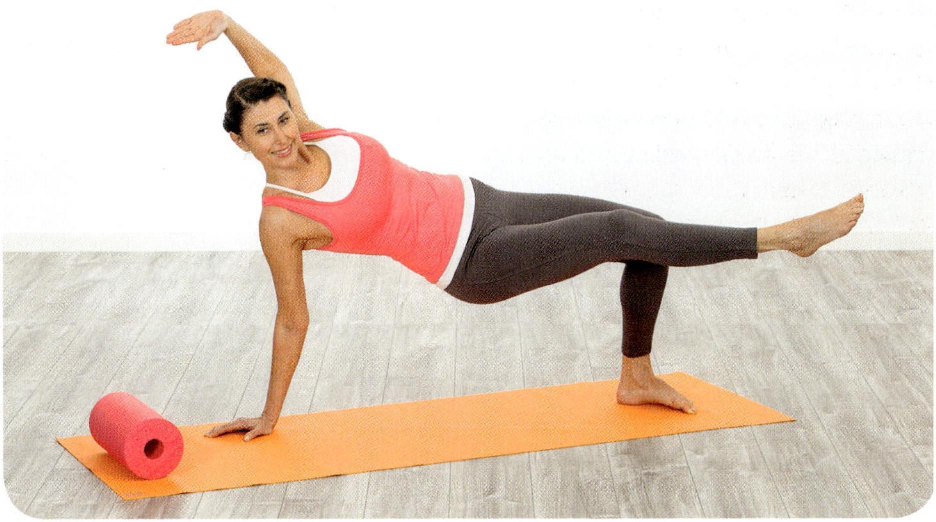

Liegestütz-Twist

Ausgangsposition: Beginnen Sie in der Liegestützposition. Die Hände stützen Sie etwa auf Schulterhöhe und schulterbreit voneinander entfernt auf die Matte. Die Füße stehen auf der Blackroll. Bauch- und Rückenmuskulatur müssen Sie anspannen, sonst können Sie die Position nicht halten.

Durchführung: Aus einer stabilen Position heraus heben Sie die Beine jetzt im Wechsel an. Beginnen Sie mit einem leichten Anheben der Beine – es genügt zu Anfang, wenn Sie den Fuß 2–3 cm von der Rolle abheben. Wenn Ihnen dies gut gelingt, bewegen Sie die Beine jeweils unter dem Oberkörper hindurch zur Körpergegenseite. Dort versuchen Sie, den Fuß möglichst weit seitlich vom Körper wegzustrecken mit dem Unterschenkel parallel zum Boden. Dabei können Sie den Fuß auf dem Boden entlangschieben oder auch frei schwebend in der Luft halten.

Endposition: Das Bewegungsende haben Sie erreicht, wenn Sie ein Bein unter dem Oberkörper auf die Gegenseite gebracht haben. Dann geht es zurück in die Ausgangsposition. Für eine vollständige Wiederholung führen Sie die Übung zu beiden Seiten hin aus.

Zu beachten: Lassen Sie das Becken nicht zu tief absinken, da Sie sonst ins Hohlkreuz fallen können. Halten Sie den Abstand zwischen den stützenden Armen und den auf der Rolle aufgestellten Beinen möglichst konstant. Achten Sie auf die Spannung von Bauch- und Rückenmuskulatur – der Oberkörper darf nicht zum Boden hin durchhängen. Führen Sie die Beinbewegungen kontrolliert durch.

Einsteiger:
3 × 8–12 Wiederholungen

Fortgeschrittene:
5 × 15–18 Wiederholungen

Topfit:
5 × 25–50 Wiederholungen

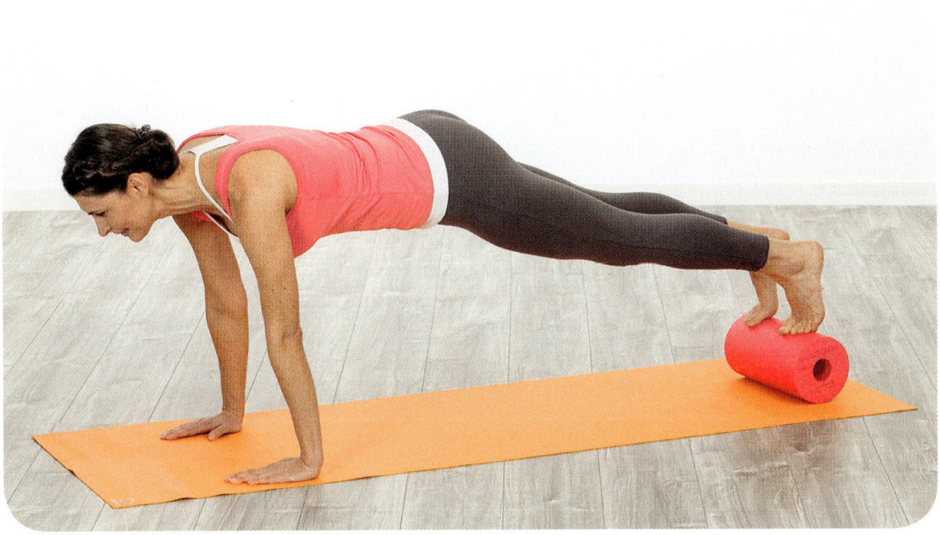

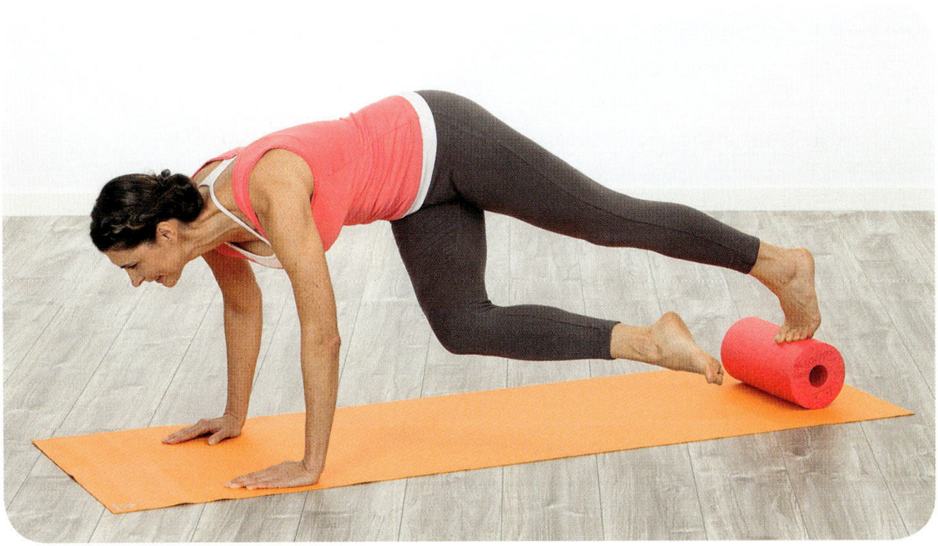

Katzenrolle

Ausgangsposition: Sie beginnen in der Vierfüßlerposition auf der Matte oder dem Boden. Die Hände befinden sich auf Schulterhöhe in etwa schulterbreiter Entfernung voneinander. Knien Sie sich mit beiden Beinen auf die Faszienrolle, die Füße haben dabei keinen Bodenkontakt. Spannen Sie die Bauchmuskeln etwas an, um die Position stabil halten zu können.

Durchführung: Drücken Sie die Arme in den Untergrund – das hilft, den Oberkörper während der Beinbewegung an Ort und Stelle zu halten. Währenddessen ziehen Sie die Beine über die Rolle nach vorne unter Ihren Oberkörper, bis die Knie unter dem Brustbein stehen und die Rolle auf Höhe der Fußgelenke angekommen ist. Alternativ können Sie auch ein Bein nach hinten ausstrecken und das auf der Rolle verbliebene Bein unter den Oberkörper ziehen. Die Übung wird so intensiver und koordinativ schwieriger.

Endposition: Das Bewegungsende ist erreicht, wenn Ihre Knie – bei stabilem Oberkörper – unter dem Brustbein stehen. Eine komplette Bewegungswiederholung ist geschafft, wenn Sie wieder in der Ausgangsposition angekommen sind.

Zu beachten: Halten Sie die Körpermitte durch Anspannen von Bauch- und Rückenmuskeln stabil, vor allem, wenn Sie die Übung mit einem Bein durchführen. Atmen nicht vergessen!

Einsteiger:
3 × 8–12 Wiederholungen

Fortgeschrittene:
5 × 15–18 Wiederholungen

Topfit:
5 × 25–50 Wiederholungen

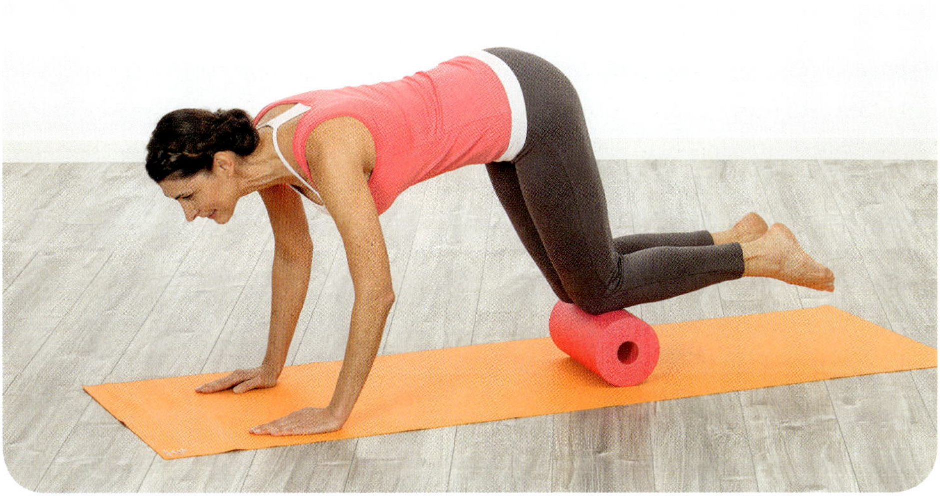

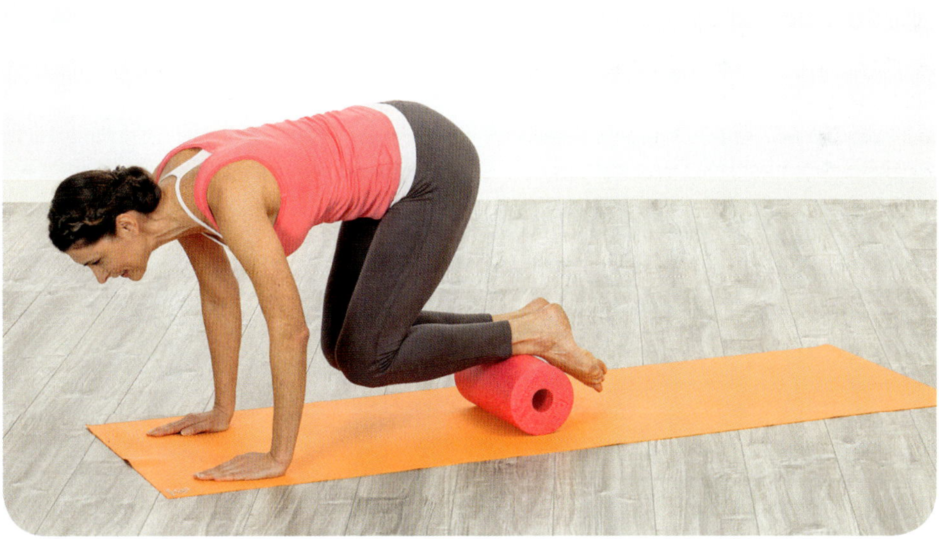

Beinstrecken einbeinig

Ausgangsposition: Legen Sie sich auf den Rücken und positionieren Sie die Blackroll unter dem Becken. Dabei halten Sie die Beine in der Hüfte und in den Knien jeweils um 90 Grad gebeugt (90/90-Position). Mit den Armen können Sie sich seitlich auf dem Boden oder auf der Matte abstützen. Spannen Sie bereits in der Ausgangsstellung den Bauch leicht an. So beugen Sie einem Hohlkreuz vor.

Durchführung: Strecken Sie nun ein Bein aus und halten Sie diese Position für 3–5 Sekunden. Dann gehen Sie wieder in die Ausgangsposition zurück und wiederholen die Bewegung mit dem anderen Bein. Als Variante können Sie auch das noch angewinkelte Bein auf die Gegenseite drehen und so die schrägen Bauchmuskeln mittrainieren. Dann darf eine Beckenseite von der Blackroll abheben.

Endposition: Am Bewegungsende sind Sie angekommen, wenn ein Bein gestreckt über dem Boden gehalten wird. Eine Wiederholung endet in der ursprünglichen Ausgangsposition.

Zu beachten: Führen Sie die Beinbewegungen zu Beginn langsam und kontrolliert aus. Halten Sie die Körpermitte stabil, indem Sie die Bauch- und Rückenmuskeln anspannen. Mit zunehmender Übung können Sie auch mehr Tempo vorlegen.

Einsteiger:
3 × 8–12 Wiederholungen

Fortgeschrittene:
5 × 15–18 Wiederholungen

Topfit:
5 × 25–50 Wiederholungen

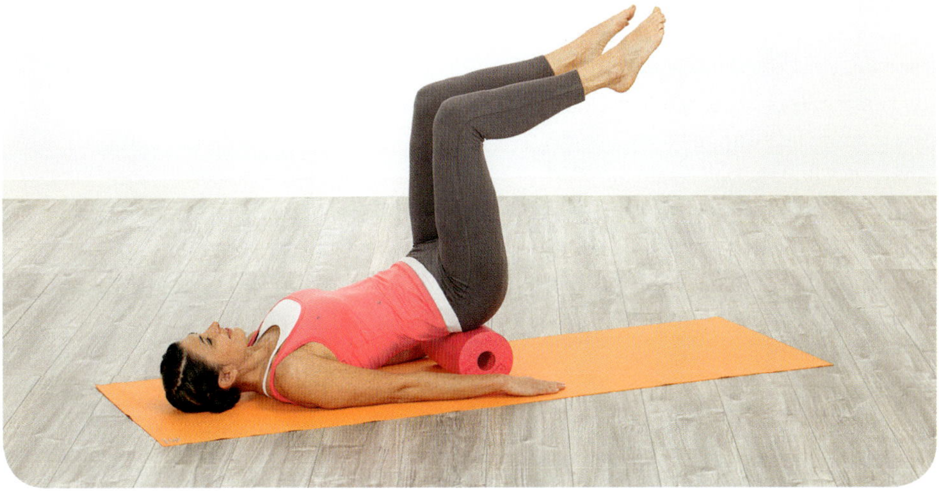

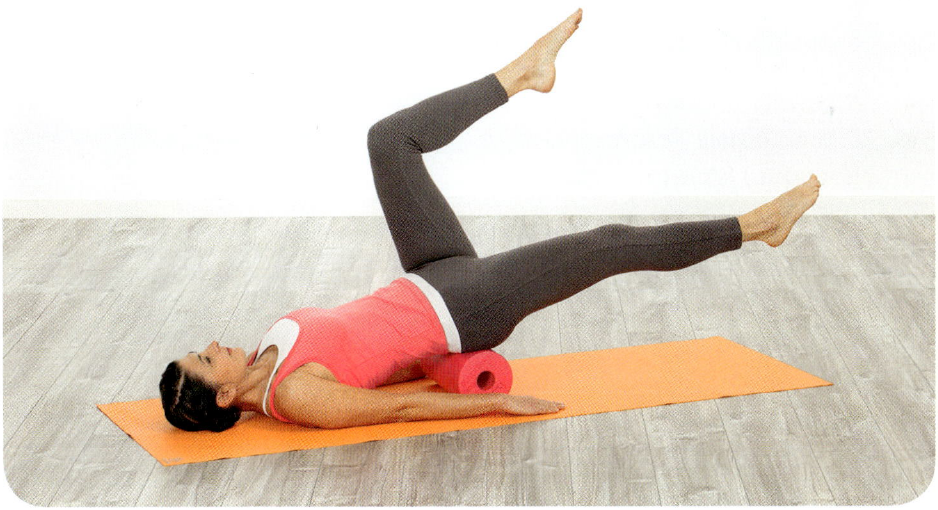

Achter-Touren

Ausgangsposition: Mit dieser sehr effektiven Bauchmuskelübung starten Sie in Rückenlage. Halten Sie die Blackroll mit den Händen fest und heben Sie beide Beine vom Boden. Halten Sie die Hüft- und Kniegelenke in der 90/90-Position. Spannen Sie die Rumpfmuskulatur (Bauch und Rücken) an. Spreizen Sie die Beine so weit, dass Sie die Rolle bequem dazwischen durchgeben können.

Durchführung: Am wichtigsten ist bei dieser Übung, dass der Rumpf in der Ausgangsposition bleibt – lassen Sie so wenig Ausweichbewegungen wie möglich zu. Geben Sie nun die Rolle in der Form einer Acht durch die Beine. Dabei dürfen Sie die Beine etwas mitbewegen, sodass Sie die Rolle reibungsfrei hindurchgeben können. Nicht die Luft anhalten – der Atem muss permanent fließen können.

Endposition: Da die Achter-Touren eine fließende Bewegung erfordern, gibt es keine definierte Endposition. Eine Wiederholung ist geschafft, wenn Sie eine Acht fertiggezeichnet haben.

Zu beachten: Vermeiden Sie eine Pressatmung – auch die Luft komplett anzuhalten, ist hier keine Option. Kontrollieren Sie Ihre Körpermitte mit der Rumpfspannung.

Einsteiger:
3 × 8–12 Wiederholungen

Fortgeschrittene:
5 × 15–18 Wiederholungen

Topfit:
5 × 25–50 Wiederholungen

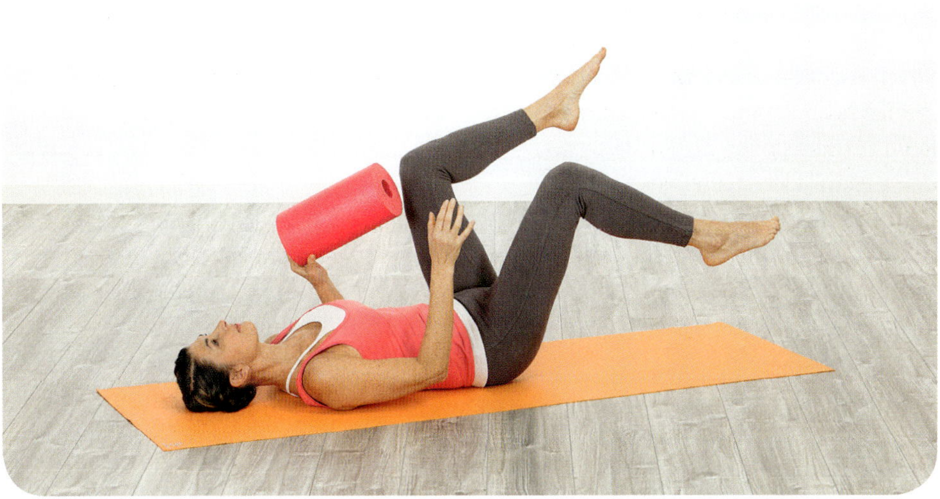

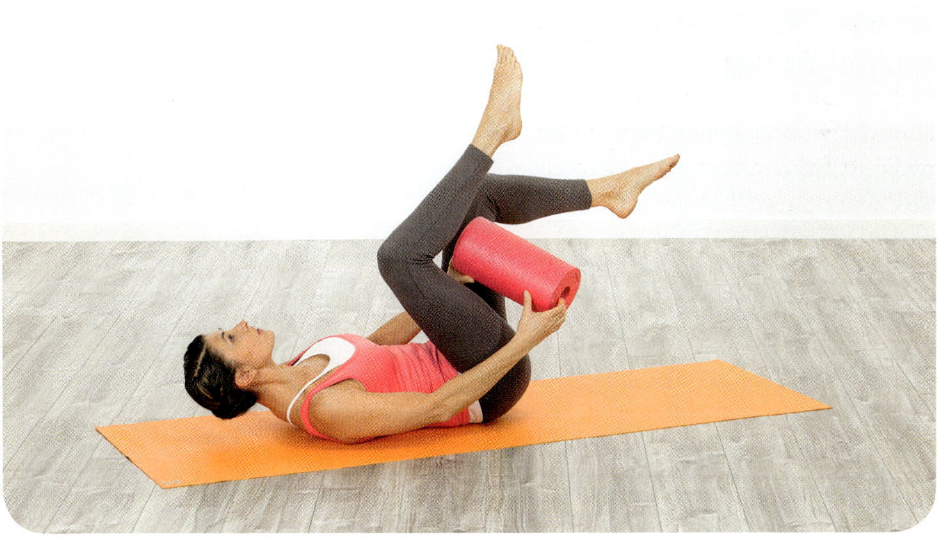

Beinstrecken beidbeinig

Ausgangsposition: Diese Übung wird im Sitzen auf der Blackroll ausgeführt. Stützen Sie sich mit den Armen hinter der Rolle auf dem Boden ab. Die Beine werden angewinkelt angehoben und frei in der Luft gehalten. Halten Sie Ihre Körpermitte stabil und die Wirbelsäule aufrecht, indem Sie Bauch- und Rückenmuskeln anspannen. Dabei entspannt weiteratmen!

Durchführung: Nun strecken Sie die Beine nach vorne aus. Halten Sie sie in gestreckter Position für etwa 2–3 Sekunden nahezu parallel zum Boden. Die Beine bilden hier einen sehr langen Hebel, gegen den die Bauchmuskeln halten müssen. Während Sie die Beine nach vorne strecken, darf zu Beginn der Oberkörper etwas nach hinten ausweichen. So schaffen Sie ein Gegengewicht. Versuchen Sie jedoch mit zunehmender Übung, aufrecht zu bleiben. Je weniger Ihr Oberkörper nach hinten ausweicht, desto mehr Spannung benötigen Sie in der Bauchmuskulatur, um die Position zu halten. Alternativ können Sie die Beine auch abwechselnd einzeln strecken und wieder beugen.

Endposition: Das Bewegungsende ist erreicht, wenn Sie beide Beine gestreckt nach vorne halten. Zu einer kompletten Wiederholung dieser Übung gehört auch noch der Rückweg; beendet ist sie, wenn die Beine wieder in der Ausgangsposition angekommen sind.

Zu beachten: Kontrollieren Sie besonders zu Beginn die Bewegung der Beine sehr sorgfältig und vermeiden Sie ruckartige Gegenbewegungen des Oberkörpers. Halten Sie immer eine Grundspannung in den Bauchmuskeln. Diese hilft bei der Bewegungskontrolle.

Einsteiger:
3 × 8–12 Wiederholungen

Fortgeschrittene:
5 × 15–18 Wiederholungen

Topfit:
5 × 25–50 Wiederholungen

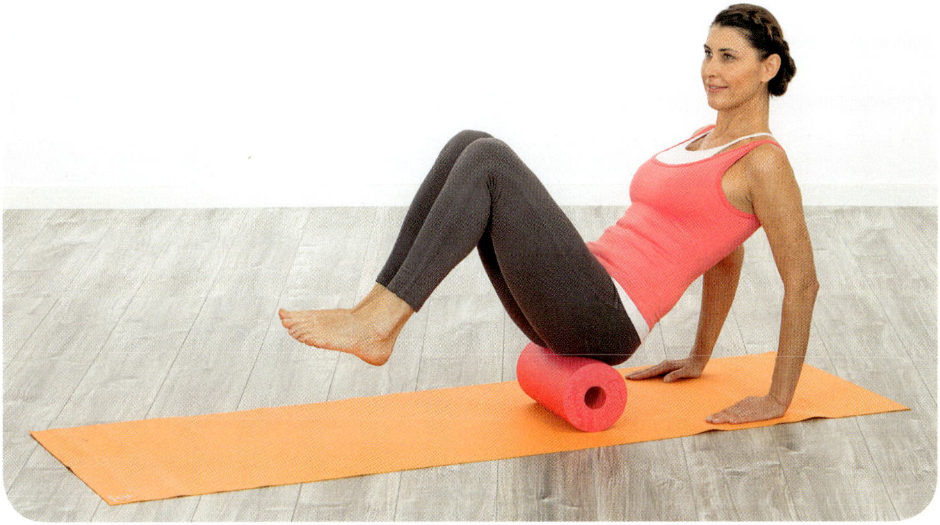

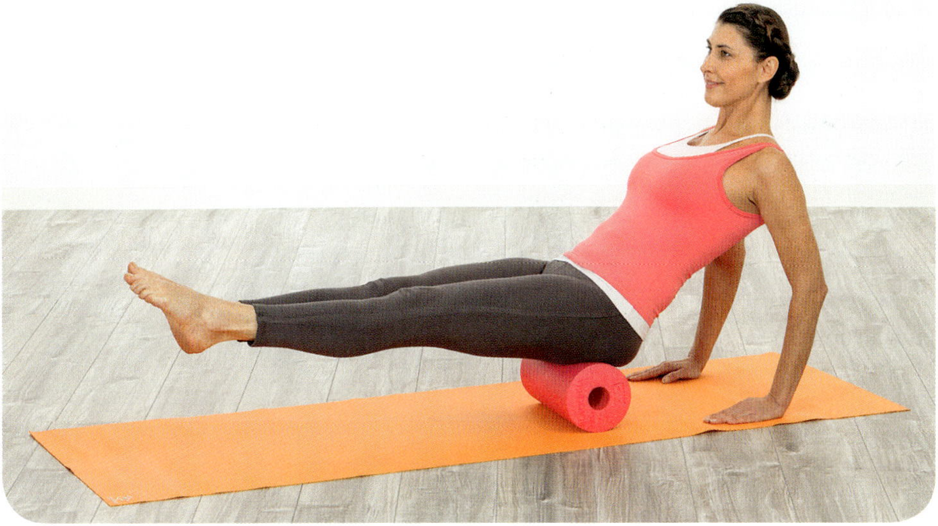

Vorwärts-Crunch

Ausgangsposition: Sie legen sich auf den Rücken. Die Füße sind auf dem Boden aufgestellt, die Beine sind etwa im 90-Grad-Winkel gebeugt; zwischen den Fußinnenseiten halten Sie die Faszienrolle eingeklemmt. Spannen Sie die Bauchmuskulatur an, um die Wirbelsäule während der Übung zu stützen. Die Arme strecken Sie nach oben.

Durchführung: Heben Sie den Oberkörper vom Boden ab und greifen Sie mit den Armen in Richtung Füße (an die Faszienrolle). Die Beine werden ebenfalls vom Boden angehoben; bewegen Sie die zwischen den Füßen gehaltene Rolle zum Oberkörper, den Armen entgegen. Sobald Sie die Rolle greifen können, halten Sie diese mit den Händen fest und senken Oberkörper und Beine wieder zum Boden ab. Die Rolle halten Sie dabei mit den Händen. Mit derselben Bewegungsfolge geben Sie die Rolle wieder an die Füße zurück.

Endposition: Das Ende der Bewegung ist erreicht, wenn Sie die Rolle mit den Händen von den Füßen übernommen haben, Füße und Oberkörper wieder am Boden liegen und die Rolle mit hochgestreckten Armen in der Luft gehalten wird. Eine ganze Wiederholung ist geschafft, wenn Sie wieder in der Ausgangsposition sind (Blackroll zwischen den Füßen).

Zu beachten: Führen Sie das Ablegen des Oberkörpers und der Beine, nachdem Sie die Rolle in der Mitte übergeben haben, kontrolliert durch. Beim Ablegen entstehen die größten Kräfte durch einen langen Hebel der Beine und der Arme. Diese gilt es zu beherrschen.

Einsteiger:
3 × 8–12 Wiederholungen

Fortgeschrittene:
5 × 15–18 Wiederholungen

Topfit:
5 × 25–50 Wiederholungen

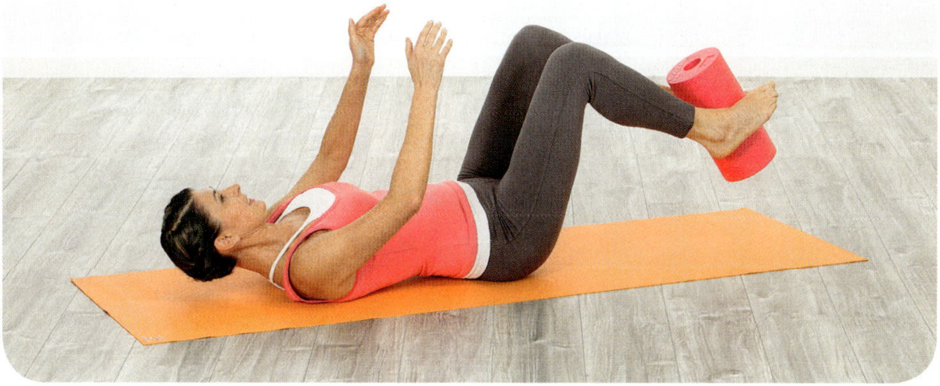

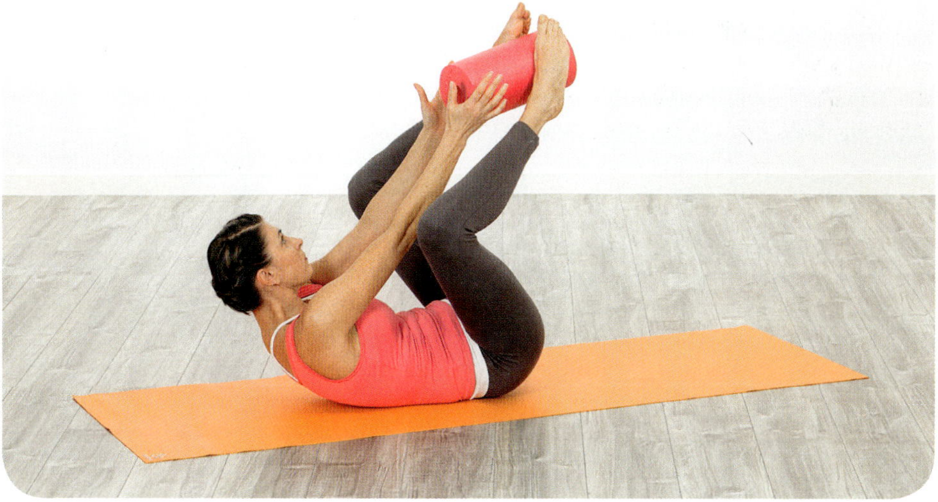

Seitliche Crunches

Ausgangsposition: Sie liegen auf der Seite auf einer Matte, mit den Rippen auf der Blackroll. Das Becken und beide Beine haben Kontakt zum Boden; die Beine halten Sie in einer kleinen Schrittposition, wobei das untere Bein vorne und das obere Bein hinten liegt. Diese Schrittposition sorgt für bessere Stabilität. Den unteren Arm stützen Sie zu Beginn der Übung auf dem Untergrund ab, bis Sie die richtige Position gefunden haben. Während der Übung halten Sie die Arme vor dem Körper über Kreuz. Wenn Sie die Arme neben dem Kopf nach oben strecken, wird die Hebelwirkung intensiver.

Durchführung: Lassen Sie nun den Oberkörper über die Rolle nach unten absinken. Dabei knicken Sie die Wirbelsäule etwas zur Seite ab (Seitneigung). Kommen Sie dann wieder in die Ausgangsposition zurück. Hier werden verstärkt die seitlichen Bauchmuskeln trainiert. Je weiter Sie die Rolle nach oben an den Rippen positionieren, desto kleiner wird Ihre Bewegungsfreiheit; die Übung wird weniger anstrengend. Liegt die Rolle hingegen knapp am unteren Rippenbogen, ergibt sich auch ein größerer Bewegungsradius, die Übung wird anspruchsvoller.

Endposition: Das Bewegungsende haben Sie erreicht, wenn Ihre Schulter oder der untere Arm knapp vor dem Boden angekommen ist. Eine komplette Wiederholung dieser Übung besteht aus dem Absenken und Wieder-Anheben des Oberkörpers in die Ausgangsposition. Nach Ausführung aller geforderten Wiederholungen wird die Übung auch auf der anderen Körperseite durchgeführt.

Zu beachten: Eine konstante leichte Bauchmuskelanspannung erleichtert diese Übung ungemein. Wenn der Druck der Rolle in die Rippen zu Beginn zu unangenehm für Sie ist, können Sie die Rolle mit einem Handtuch abpolstern.

Einsteiger:
3 × 8–12 Wiederholungen

Fortgeschrittene:
5 × 15–18 Wiederholungen

Topfit:
5 × 25–50 Wiederholungen

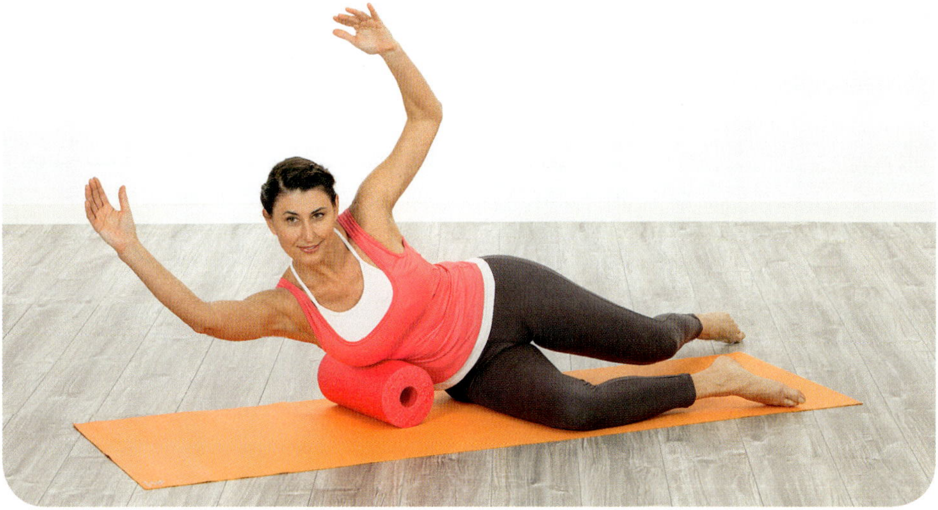

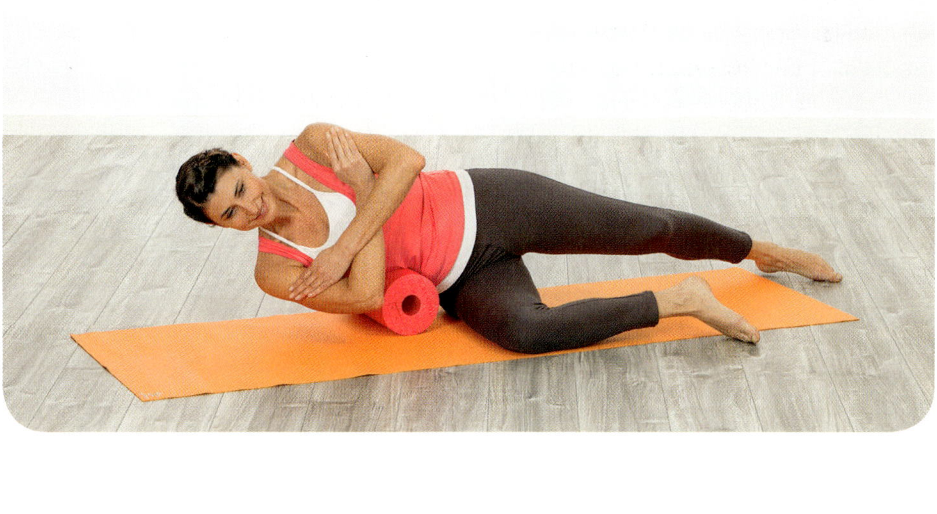

Sport-Crunches

Ausgangsposition: Zur Durchführung der Sport-Crunches legen Sie sich auf den Rücken. Positionieren Sie die Blackroll knapp unterhalb der Schulterblätter. Stellen Sie die Füße etwa beckenbreit fest auf dem Boden auf. Dann werden Hüfte und Becken vom Boden abgehoben. Die Wirbelsäule befindet sich in dieser Position etwa parallel zum Boden. Nehmen Sie die Hände in den Nacken und halten Sie die Ellbogen nach außen abgespreizt.

Durchführung: Nun bewegen Sie Ellbogen und Knie abwechselnd diagonal aufeinander zu. Die Bauchmuskulatur führt und kontrolliert die Bewegung. Halten Sie während der Übung die Ellbogen nach außen abgespreizt. So müssen Sie, um Schulter und Becken aufeinander zuzubewegen, immer den Oberkörper drehen.

Endposition: Das Bewegungsende ist die Position, in der sich der Ellbogen dem Knie so weit wie möglich angenähert hat (oder es sogar berührt). Eine komplette Wiederholung ist geschafft, wenn Sie mit dem Oberkörper wieder in der Ausgangsposition angekommen sind.

Zu beachten: Vermeiden Sie anfangs Schwungbewegungen mit dem Oberkörper. Langsame, kontrollierte Bewegungen sind zwar anstrengender, aber auch ein deutlich effektiveres Kraft- und Koordinationstraining. Zur Steigerung der Intensität erhöhen Sie die Anzahl der Wiederholungen oder der Durchgänge. Auch Tempowechsel sind möglich.

Einsteiger:
3 × 8–12 Wiederholungen

Fortgeschrittene:
5 × 15–18 Wiederholungen

Topfit:
5 × 25–50 Wiederholungen

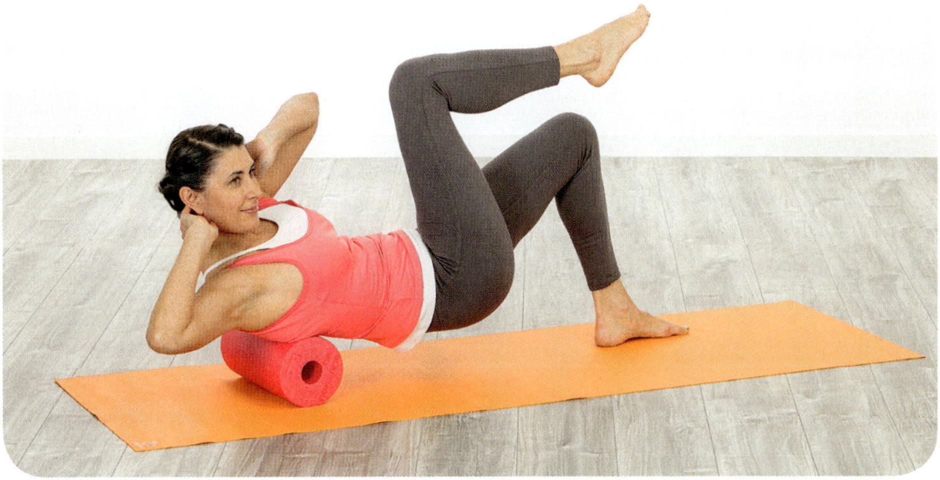

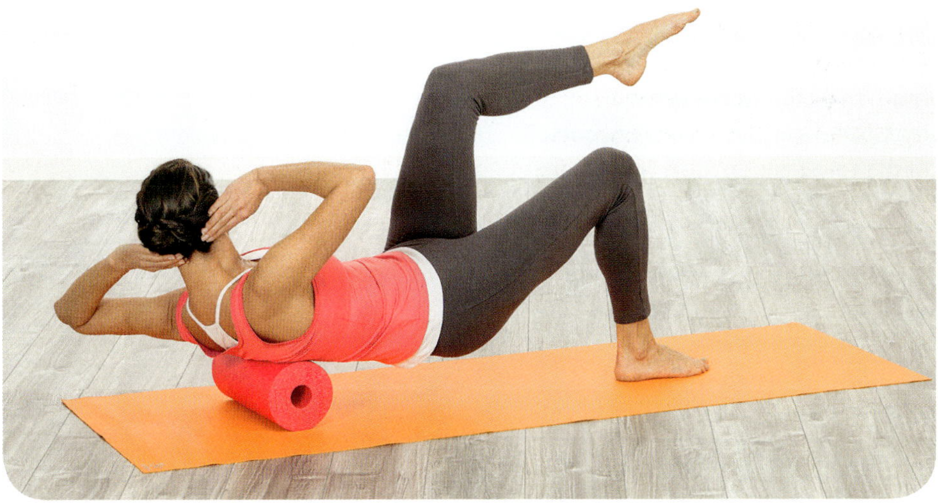

Bauchrolle

Ausgangsposition: Stecken Sie einen Stab (z.B. einen Besenstiel) durch die Blackroll. Gehen Sie in die Vierfüßlerposition und halten Sie den Stab beidseits der Rolle so fest, dass sie sich drehen kann (der Stab darf deshalb nicht zu dick sein). Positionieren Sie die Knie unter den Hüftgelenken, etwa hüftgelenksbreit voneinander entfernt. Zwischen Ihre Knie sollte noch eine Faust passen.

Durchführung: Sie rollen nun mit gestreckten Armen die Blackroll gerade so weit nach vorne, dass Sie Ihren Oberkörper noch stabil halten können. Arme und Oberkörper bilden am Bewegungsende eine gerade Linie. Fallen Sie während der Übung nicht ins Hohlkreuz – reicht die Kraft Ihrer Bauchmuskeln nicht aus, um den Oberkörper zu stabilisieren, sollten Sie die Bewegung entsprechend früher stoppen. Weiter ist hier nicht gleich besser, wenn im Gegenzug die Wirbelsäule durchhängt. Ziehen Sie dann die Rolle wieder zurück in die Ausgangsposition.

Endposition: Das Bewegungsende ist erreicht, wenn Sie die Rolle so weit nach vorne bewegt haben, dass Arme und Oberkörper eine gerade Linie bilden. Zu einer kompletten Wiederholung gehört auch noch der Rückweg. Die Übung ist geschafft, wenn Sie wieder in der Ausgangsposition angekommen sind.

Zu beachten: Halten Sie Ihren Oberkörper stabil. Die Lendenwirbelsäule darf weder absinken noch angehoben werden – also kein Hohlkreuz oder Rundrücken.

Einsteiger:
3 × 8–12 Wiederholungen

Fortgeschrittene:
5 × 15–18 Wiederholungen

Topfit:
5 × 25–50 Wiederholungen

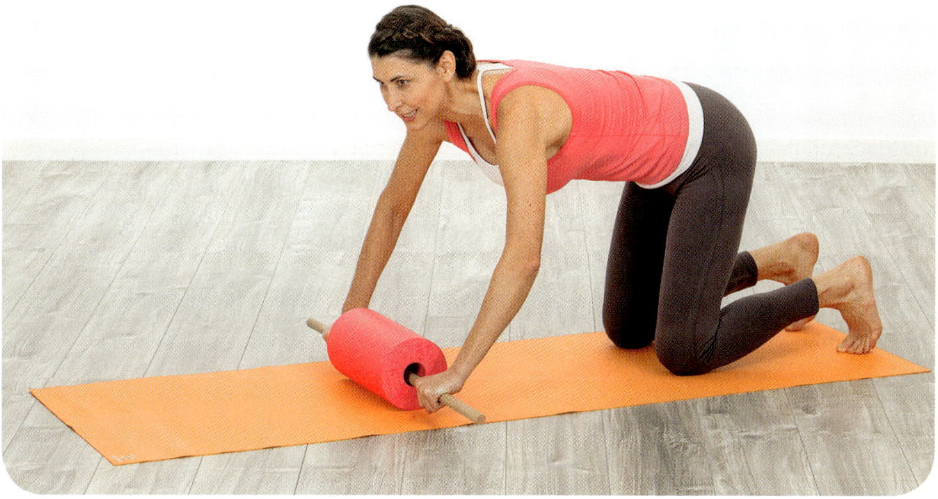

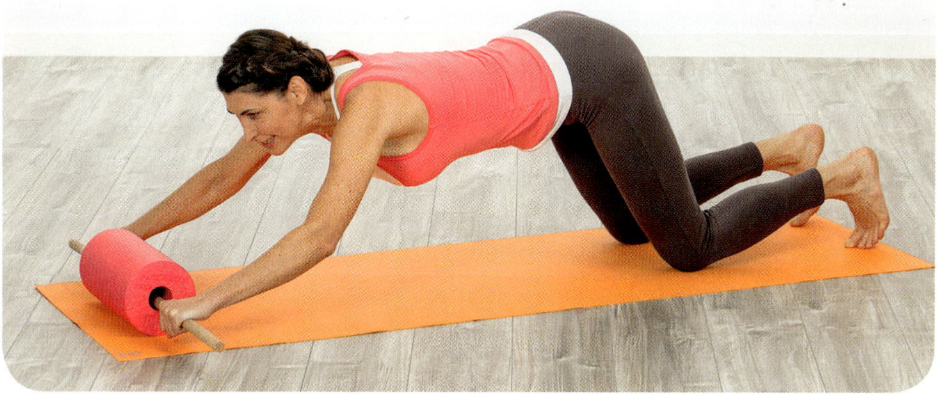

Käferübung

Ausgangsposition: Legen Sie sich auf den Rücken, winkeln Sie die Beine in der 90/90-Position an und positionieren Sie die Blackroll zwischen den Ellbogen und den Knien. Halten Sie Unterarme und Unterschenkel parallel zum Boden. Unterarme, Blackroll und Unterschenkel bilden eine fast gerade Linie. Wenn Sie mit der Übung beginnen, können Sie den Kopf anheben und in der Luft halten. Spannen Sie die Bauchmuskeln an und halten Sie die Spannung während der gesamten Übung.

Durchführung: Nehmen Sie nun diagonal einen Arm und ein Bein von der Rolle weg. Den freien Arm strecken Sie hinter den Kopf aus, das freie Bein lang nach vorne. Am effektivsten ist die Übung, wenn Arm und Bein parallel zum Boden in der Luft gehalten werden – so entstehen die größten Hebel. Führen Sie die Streckbewegung von Arm und Bein langsam und kontrolliert durch. Nehmen Sie zum Wechsel zuerst Arm und Bein wieder an die Rolle, bevor Sie die zweite Diagonale strecken.

Endposition: Wenn der gestreckte Arm und das diagonale Bein parallel zum Boden gehalten werden, ist das Bewegungsende erreicht. Eine komplette Wiederholung haben Sie geschafft, wenn Sie beide Diagonalen einmal gestreckt haben und zur Ausgangsposition zurückgekehrt sind.

Zu beachten: Achten Sie darauf, beim Strecken von Arm und Bein nicht ins Hohlkreuz zu fallen. Wenn Sie den langen Hebel von Arm und Bein nicht kontrolliert halten können, stoppen Sie die Bewegung früher und steigern Sie sich mit zunehmender Übung.

Einsteiger:
3 × 8–12 Wiederholungen

Fortgeschrittene:
5 × 15–18 Wiederholungen

Topfit:
5 × 25–50 Wiederholungen

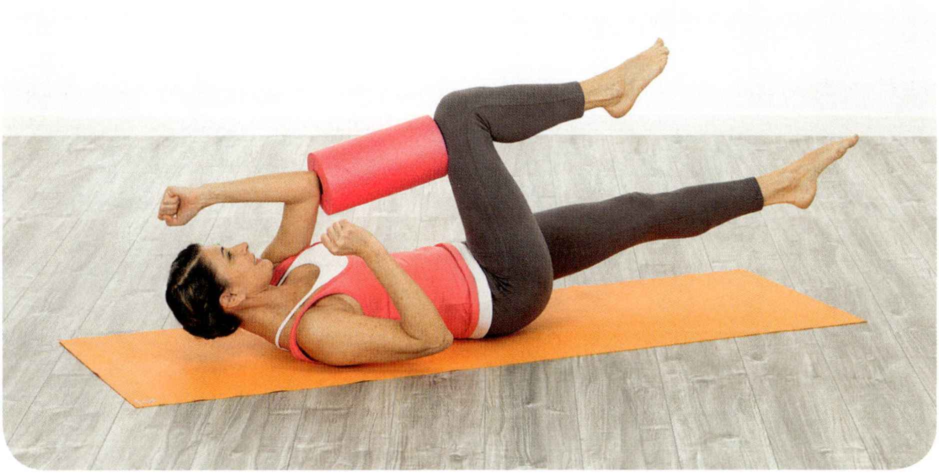

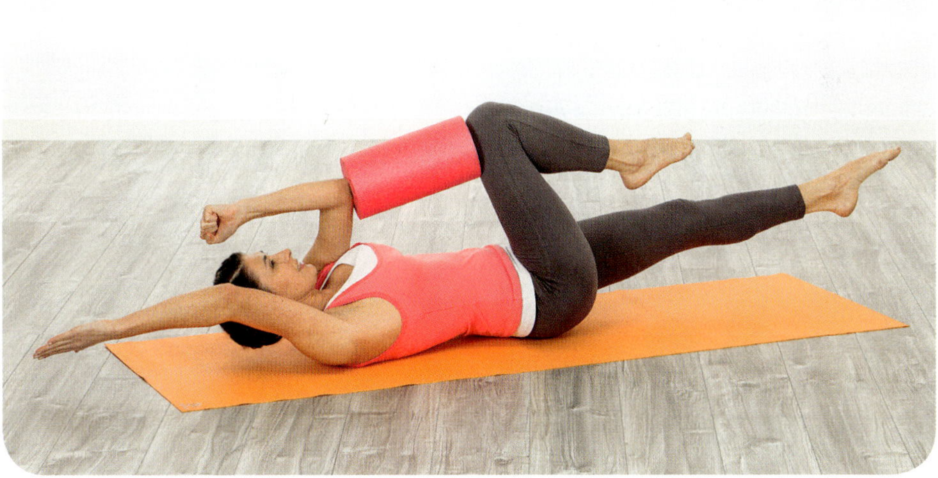

Beinheben seitwärts

Ausgangsposition: Legen Sie sich auf die Seite und stützen Sie sich mit dem oberen Arm vor dem Körper auf dem Boden ab. Mit dem unteren Arm können Sie den Kopf abstützen, oder Sie legen ihn auf dem abgelegten Arm ab. Klemmen Sie die Rolle zwischen die Füße, etwa auf Höhe der Innenknöchel oder knapp darüber oder darunter, und strecken Sie die Beine. Spannen Sie die Bauchmuskeln an und bringen Sie Beine, Becken und Oberkörper möglichst in eine gerade Linie. Nun heben Sie die Beine leicht vom Boden ab und halten diese Ausgangsposition.

Durchführung: Mit einer kleinen Bewegung heben Sie beide Beine etwas weiter nach oben vom Boden ab. Strecken Sie dabei die Knie. Dann lassen Sie die Beine wieder kontrolliert absinken in die Ausgangsposition – nicht vollständig ablegen! Der Wechsel von Anheben und Absinken sollte möglichst fließend sein, machen Sie keine größeren Pausen. Führen Sie die Bewegung auch auf der anderen Körperseite liegend durch.

Endposition: Wenn Sie die Beine um etwa 10–20 cm weiter angehoben haben, sind Sie in der Endposition der Bewegung angelangt. Für eine komplette Wiederholung heben Sie die Beine an und senken diese kontrolliert wieder bis kurz vor dem Boden ab (nicht komplett ablegen).

Zu beachten: Beine, Becken und Oberkörper sollten während der Übung in einer geraden Linie bleiben. Vermeiden Sie ein Ausweichen dieser Körperabschnitte nach vorne oder hinten. Das erfordert Koordination und Gleichgewichtskontrolle. Führen Sie die Übung deshalb zu Beginn lieber langsamer und kontrollierter durch und steigern Sie das Tempo allmählich.

Einsteiger:
3 × 8–12 Wiederholungen

Fortgeschrittene:
5 × 15–18 Wiederholungen

Topfit:
5 × 25–50 Wiederholungen

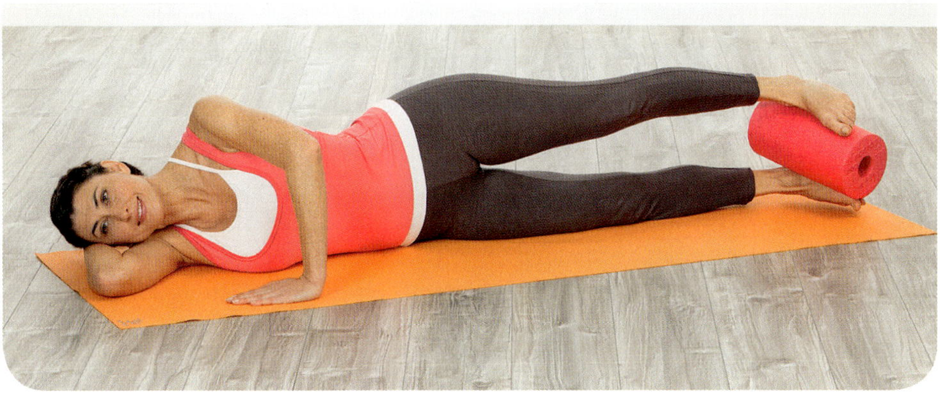

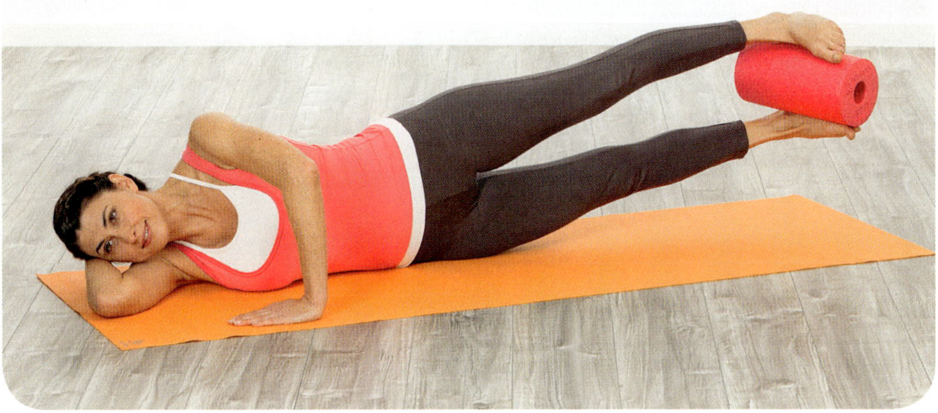

Roll-Kniebeuge

Ausgangsposition: Für die Kniebeuge kann die Blackroll eine hervorragende Hilfe sein. Sie dient als bewegliche Rückenlehne und hilft, den Bewegungsablauf der Kniebeuge zu perfektionieren. Stellen Sie sich mit dem Rücken zur Wand und klemmen Sie die Rolle zwischen den unteren Rücken und die Wand, knapp oberhalb des Beckenkammes. Die Füße stehen etwas mehr als beckenbreit auf dem Boden, etwa 2 Fußlängen von der Wand entfernt. Halten Sie während der Übung eine gleichmäßige Bauchmuskelspannung.

Durchführung: Gehen Sie langsam und kontrolliert in die Knie. Bringen Sie das Becken etwa auf die Höhe der Kniegelenke. Sie können das Becken auch etwas tiefer absenken (unterhalb des Kniegelenkes) oder bereits oberhalb des Kniegelenkes stoppen und die Beine wieder strecken, um zurück in die Ausgangsposition zu kommen – das hängt von Ihrem Trainingszustand ab. Mit den Armen können Sie sich anfangs noch etwas auf den Oberschenkeln abstützen. Später können Sie die Arme auch mit der Kniebeuge nach vorne anheben.

Endposition: Das Ende der Bewegung ist erreicht, wenn das Becken auf Kniehöhe (auch kurz darüber oder kurz darunter) angekommen ist. Eine Wiederholung besteht aus Absenken und Wiederaufrichten in die Ausgangsposition.

Zu beachten: Halten Sie Ihre Körpermitte durch Anspannen der Rumpfmuskulatur stabil und vermeiden Sie anfangs zu tiefe Bewegungen. Steigern Sie langsam und geben Sie vor allem den Knien genügend Zeit, sich an die Belastung anzupassen.

Einsteiger:
3 × 8–12 Wiederholungen

Fortgeschrittene:
5 × 15–18 Wiederholungen

Topfit:
5 × 25–50 Wiederholungen

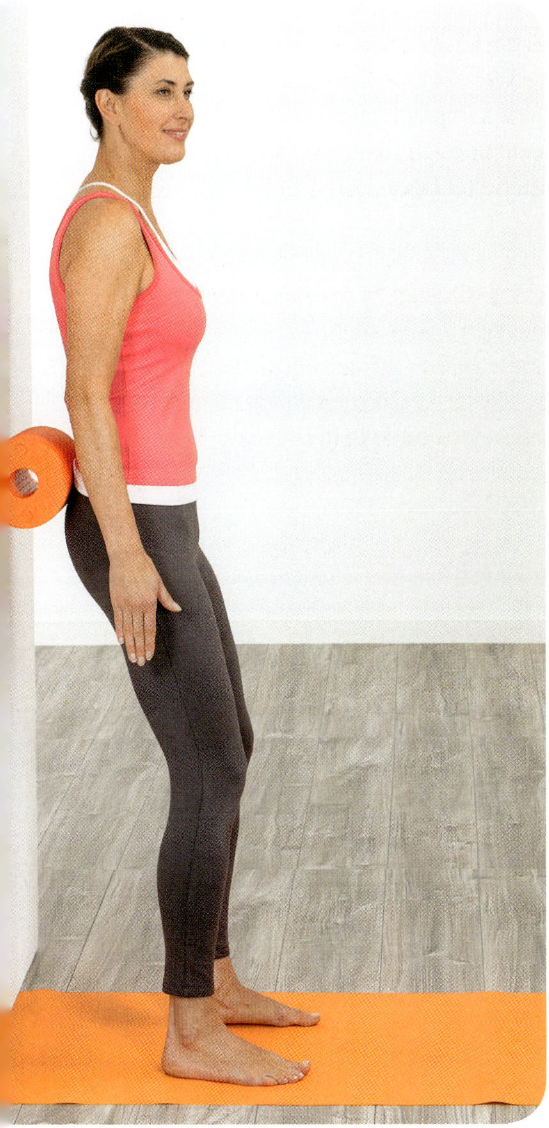

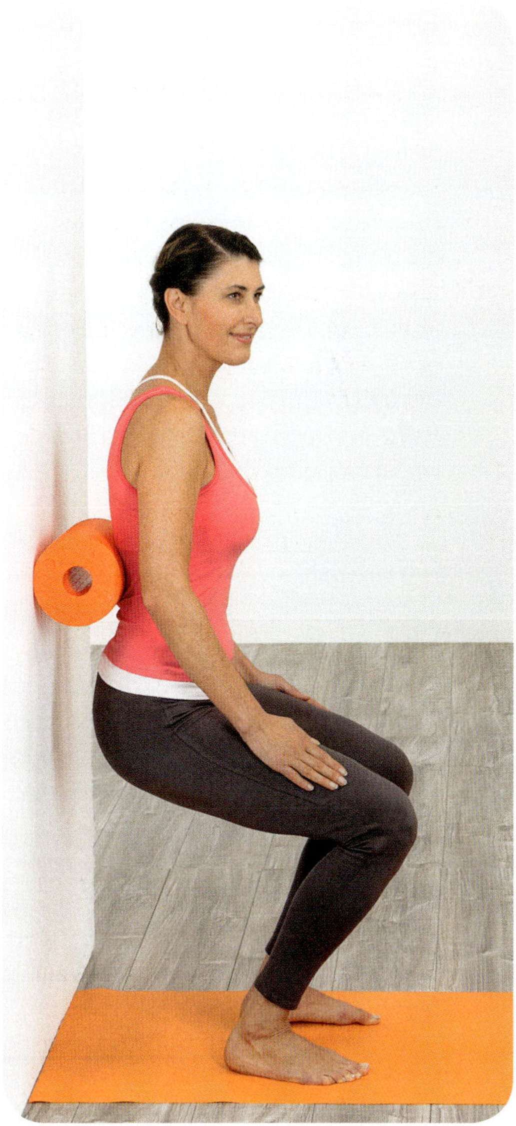

Froschdrehung

Ausgangsposition: Sie starten in Seitenlage und stützen sich mit dem oberen Arm auf dem Boden ab. Die Rolle haben Sie zwischen die Unterschenkel oder die Füße geklemmt und halten sie während der gesamten Übung fest. Spannen Sie die Bauchmuskeln an, um den Oberkörper stabil halten zu können. In dieser Position heben Sie die gestreckten Beine vom Boden ab, sodass Füße, Knie und die untere Hälfte des Oberschenkels keinen Bodenkontakt mehr haben.

Durchführung: Drehen Sie sich langsam und kontrolliert auf den Rücken und beugen Sie die Beine dabei an. Lassen Sie sich nicht einfach nur auf den Rücken fallen, sondern kontrollieren Sie die Drehbewegung so, dass Sie sie zu jeder Zeit stoppen und halten könnten. Aus der Rückenlage drehen Sie wieder genauso kontrolliert zurück in die Seitenlage. Führen Sie die Bewegung auch auf der anderen Seite durch. Mit den Armen können Sie sich anfangs noch in der Drehung unterstützen (auf dem Boden abstützen). Wenn Sie die Bewegung gemeistert haben, versuchen Sie es ohne die Hilfe der Arme (dann halten Sie die Arme in der Luft – ohne Bodenkontakt).

Endposition: Das Ende der Bewegung ist erreicht, wenn Sie mit gebeugten Beinen (90/90-Position) auf dem Rücken liegen. Eine komplette Wiederholung besteht zudem noch aus dem Rückweg zurück in die Seitenlage.

Zu beachten: Es ist verlockend, die Bewegung schneller zu machen, denn so ist sie weniger anstrengend. Die Bewegungskontrolle ist hier jedoch am wichtigsten. Nur so aktivieren Sie die tiefliegenden Stabilisationsmuskeln in Hüft- und Wirbelsäulenregion ausreichend.

Einsteiger:
3 × 8–12 Wiederholungen

Fortgeschrittene:
5 × 15–18 Wiederholungen

Topfit:
5 × 25–50 Wiederholungen

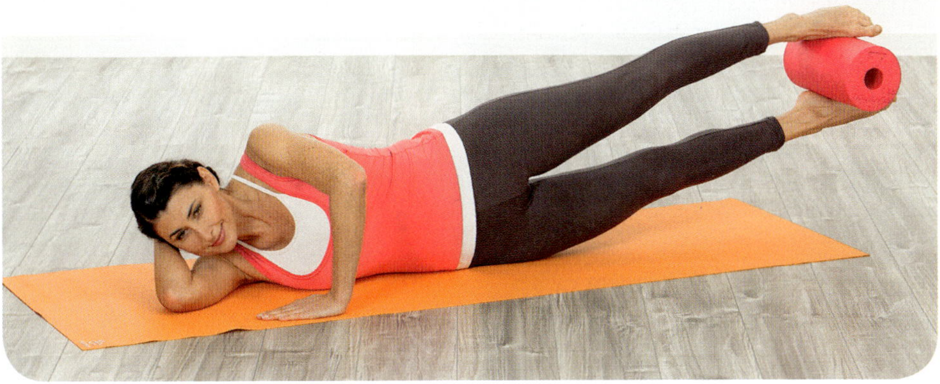

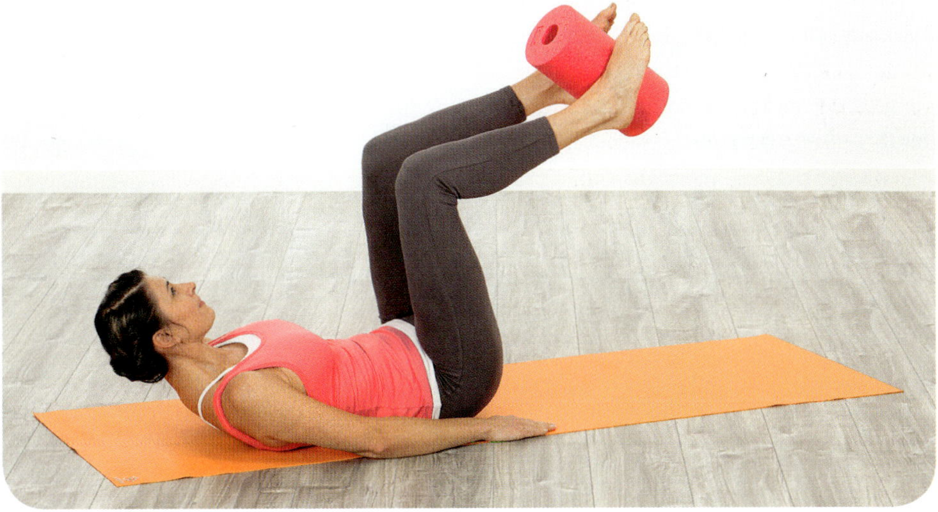

Einbeinige Kniebeuge

Ausgangsposition: Stellen Sie sich auf eine Matte und platzieren Sie die Blackroll hochkant etwa eine Schrittlänge hinter sich. Legen Sie einen Fuß mit dem Spann auf der Rolle ab, oder stellen Sie die Zehenspitzen darauf. Trainiert wird das vordere Bein. Die Arme können während der Bewegung eingesetzt werden, um das Gleichgewicht zu halten.

Durchführung: Gehen Sie mit dem vorderen Bein ins Knie (einbeinige Kniebeuge), bis das Knie des hinteren Beins fast den Boden berührt. Strecken Sie dann das vordere Bein wieder und kommen Sie zurück in die Ausgangsposition. Die aufgestellte Blackroll sollte während der Übung an Ort und Stelle stehen bleiben. Führen Sie die geforderten Wiederholungen auch auf der Gegenseite durch.

Endposition: Das Bewegungsende ist erreicht, wenn das Knie des hinteren Beines kurz vor dem Boden angekommen ist. Eine komplette Wiederholung besteht in der Kniebeuge und dem Wiederaufrichten.

Zu beachten: Halten Sie Ihren Oberkörper während der gesamten Übung aufrecht und die Bauchmuskeln angespannt, um stabil zu bleiben. Das vordere Knie sollte nicht nach innen oder außen ausweichen. Korrigieren Sie die Beinachse immer wieder zwischendurch, wenn es nötig sein sollte.

Einsteiger:
3 × 8–12 Wiederholungen

Fortgeschrittene:
5 × 15–18 Wiederholungen

Topfit:
5 × 25–50 Wiederholungen

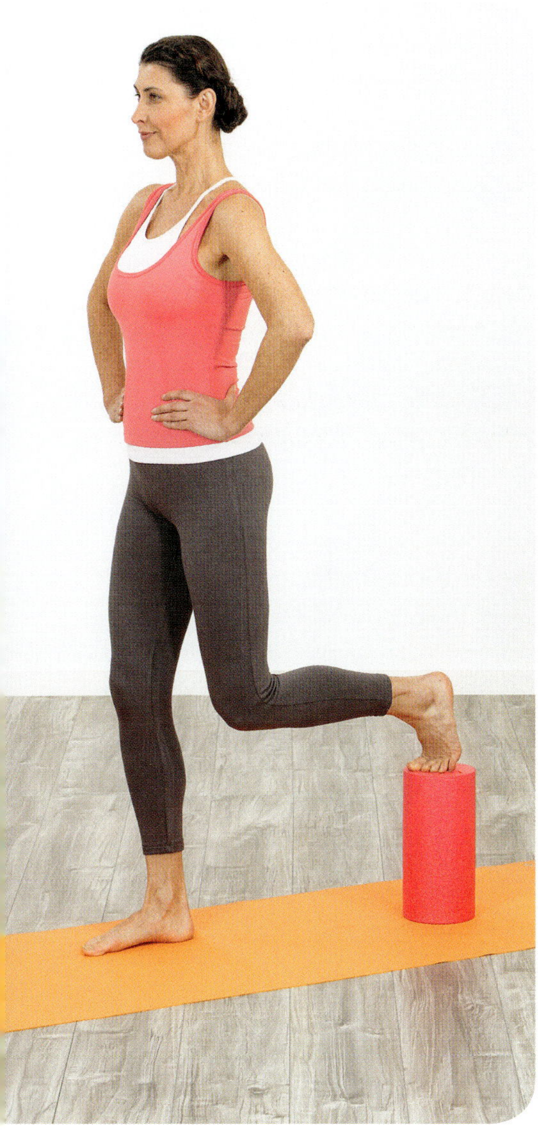

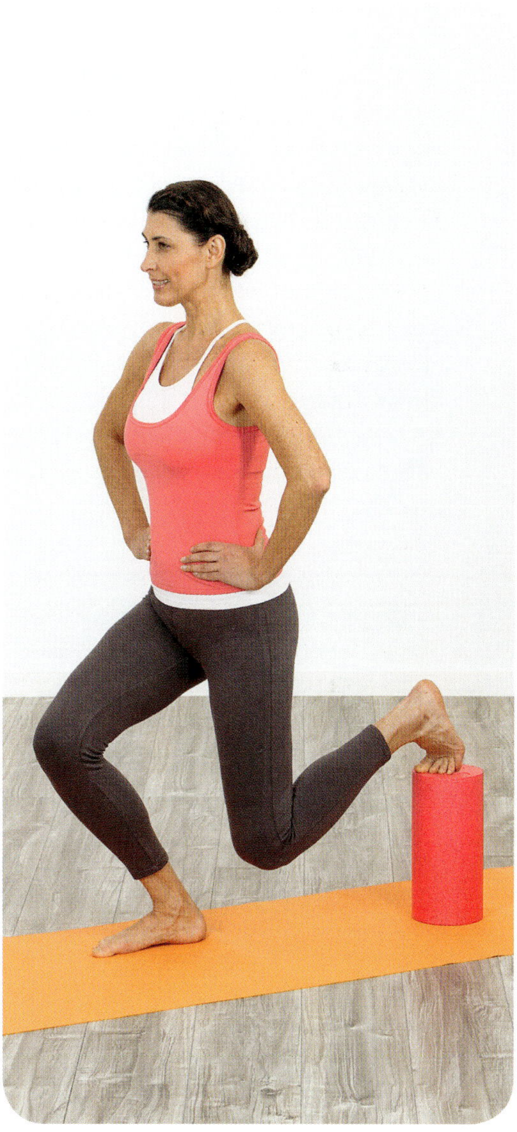

Wadenstand

Ausgangsposition: Legen Sie sich in Rückenlage vor eine Wand. Drücken Sie die Blackroll mit den Füßen an die Wand; die Rolle befindet sich unter den Fußballen. Ihre Hüft- und Kniegelenke halten Sie in der 90/90-Position. Behalten Sie diese Position bei und heben Sie das Becken vom Boden ab. Mit den Armen können Sie sich zusätzlich abstützen. Dazu legen Sie die Arme ca. in einem 45-Grad-Winkel neben dem Körper ab. Der Kopf kann während der Übung am Boden liegen bleiben.

Durchführung: Stemmen Sie sich mit den Fußgelenken von der Wand weg: Strecken Sie nur die Füße, als würden Sie sich im Stehen auf die Zehenspitzen stellen. Dadurch wird der Abstand Ihrer Fersen zur Wand größer; das trainiert die Waden- und Unterschenkelmuskulatur. Halten Sie die Position 3–5 Sekunden und bewegen Sie dann die Fersen wieder zur Rolle zurück. Sie können die Fersen nun auch unter die Rolle weiter in Richtung Wand bewegen.

In einer schwierigeren Variante können Sie in der Endstellung auch wechselseitig ein Bein kurz von der Rolle abheben. Oder Sie führen die Übung einbeinig aus: Dazu nehmen Sie in der Ausgangsposition einfach ein Bein von der Rolle weg.

Endposition: Das Bewegungsende ist erreicht, wenn die Ferse weiter von der Wand entfernt ist als die Zehen und der Fuß maximal gebeugt ist. Eine komplette Wiederholung haben Sie ausgeführt, wenn Sie wieder in der Ausgangsposition sind.

Zu beachten: Halten Sie den Ausgangswinkel in Knie- und Hüftgelenken (je ca. 90 Grad) während der Übung so konstant wie möglich. Stabilisieren Sie Ihren Oberkörper, indem Sie die Bauchmuskeln anspannen.

Einsteiger:
3 × 8–12 Wiederholungen

Fortgeschrittene:
5 × 15–18 Wiederholungen

Topfit:
5 × 25–50 Wiederholungen

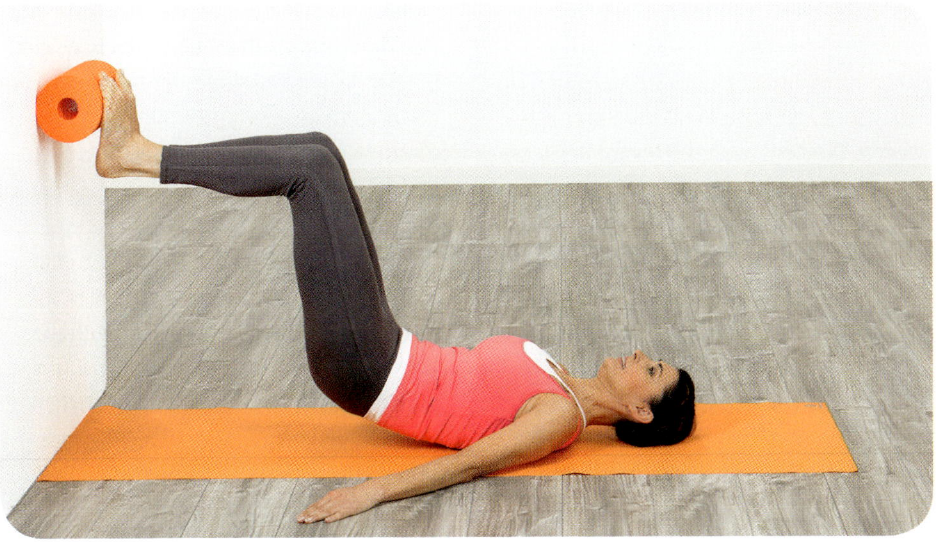

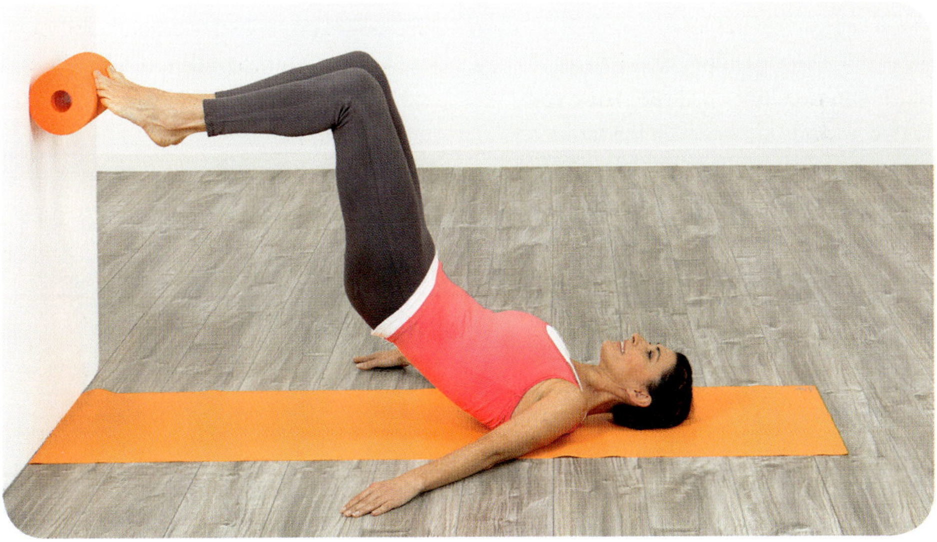

Beinheber beidbeinig

Ausgangsposition: Legen Sie sich auf den Bauch und legen Sie die Rolle unter Ihr Becken. Die tastbaren seitlichen Beckenknochen liegen auf der Rolle. Stützen Sie sich mit den Unterarmen auf dem Boden ab. Die Zehenspitzen sind auf dem Boden aufgestellt, die Knie können ebenfalls Bodenkontakt haben. Die Beine können aber auch gestreckt gehalten werden. Halten Sie den Oberkörper gestreckt und parallel zum Boden. Drücken Sie mit angespannter Bauchmuskulatur leicht in die Rolle. So können Sie die Körpermitte stabilisieren und auf die kommende Bewegung vorbereiten.

Durchführung: Spannen Sie die Gesäßmuskulatur an. Heben Sie die Füße vom Boden ab und stemmen Sie die Beine nach hinten oben (so als würden Sie kontrolliert nach hinten austreten wie ein Muli). Am Anfang hilft es, die Arme weit nach vorne zu stellen, so haben Sie mehr Gegenhalt und Stabilität für die Bewegung der Beine. Lassen Sie die Beine dann wieder in Richtung Boden absinken. Bevor die Knie jedoch den Boden berühren, beginnt die nächste Wiederholung.

Endposition: Das Bewegungsende ist die Position mit angehobenen Beinen in der Luft. Mit dem Absinken der Beine bis kurz vor Bodenkontakt haben Sie eine komplette Wiederholung durchgeführt.

Zu beachten: Bei dieser Übung ist eine stabile Körpermitte sehr wichtig, sonst können Sie die Hebelwirkung der Beine nicht ausgleichen. Führen Sie die Bewegung anfangs langsam und kontrolliert durch, um Fehlbelastungen der Wirbelsäule zu vermeiden. Wenn Sie die Muskelspannung besser wahrnehmen und kontrollieren können, können Sie das Bewegungstempo steigern.

Einsteiger:
3 × 8–12 Wiederholungen

Fortgeschrittene:
5 × 15–18 Wiederholungen

Topfit:
5 × 25–50 Wiederholungen

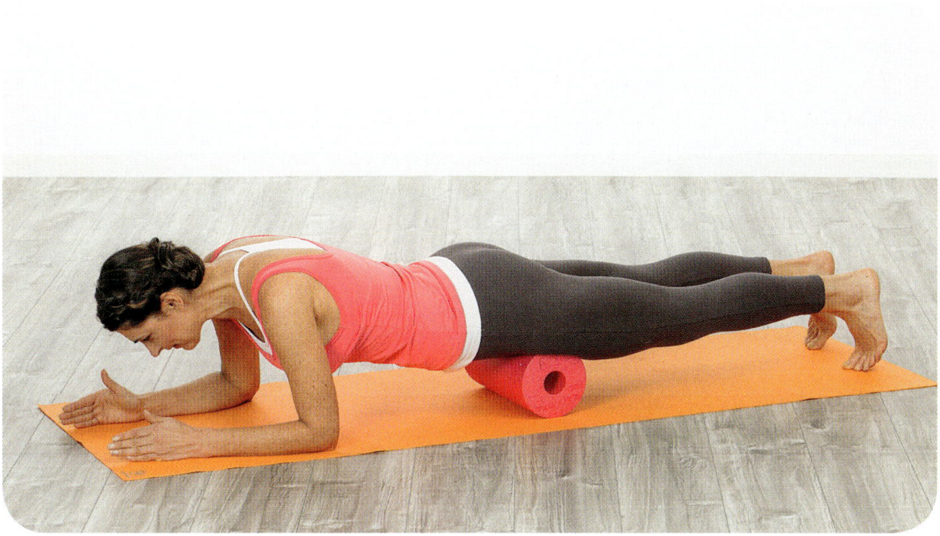

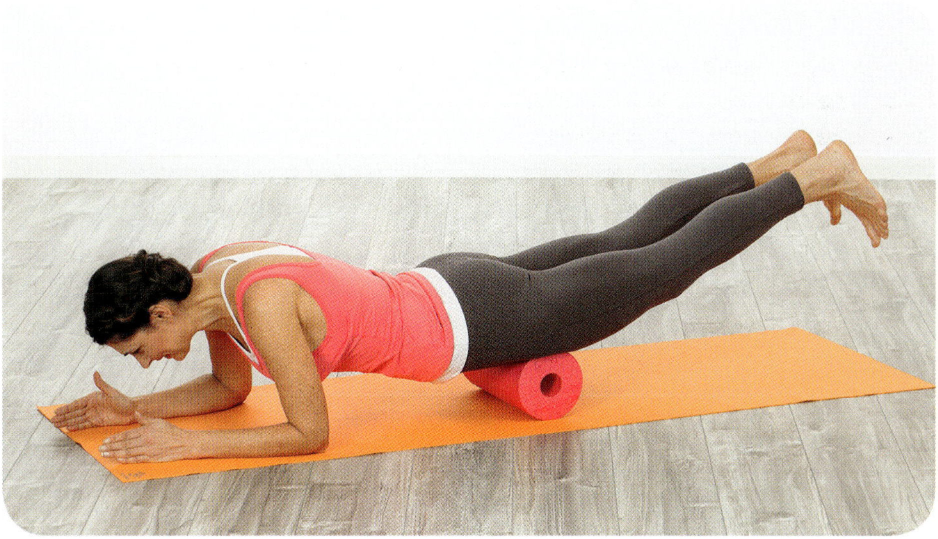

Bewegliche Kniebeuge

Ausgangsposition: Diese Variante der einbeinigen Kniebeuge trainiert Stabilität und Koordination besonders stark. Im Stand bewegen Sie einen Fuß nach hinten und legen ihn mit dem Spann auf die quer liegende Rolle auf – so, dass Sie die Rolle auf dem Boden nach hinten bewegen (rollen) können.

Durchführung: Gehen Sie mit dem vorderen Bein ins Knie und rollen Sie dabei die Blackroll nach hinten. Halten Sie Ihren Oberkörper dabei aufrecht und kontrollieren Sie das Gleichgewicht gegebenenfalls mit den Armen. Die Rolle kann bis zum Knie am hinteren Bein entlangrollen. Wenn Sie den äußersten Punkt erreicht haben, drücken Sie sich zurück in die Ausgangsposition.

Endposition: Das Bewegungsende ist erreicht, wenn das vordere Bein in der Kniebeuge ist und Sie mit dem anderen Bein die Rolle nach hinten gerollt haben (bis zum Kniegelenk). Sind Sie wieder in der Ausgangsposition, ist eine komplette Wiederholung der Übung geschafft.

Zu beachten: Kontrollieren Sie die Rolle während der Kniebeuge und halten Sie den Oberkörper aufrecht. Spannen Sie dazu die Rumpfmuskulatur an. Benutzen Sie die Arme, um das Gleichgewicht zu halten.

Einsteiger:
3 × 8–12 Wiederholungen

Fortgeschrittene:
5 × 15–18 Wiederholungen

Topfit:
5 × 25–50 Wiederholungen

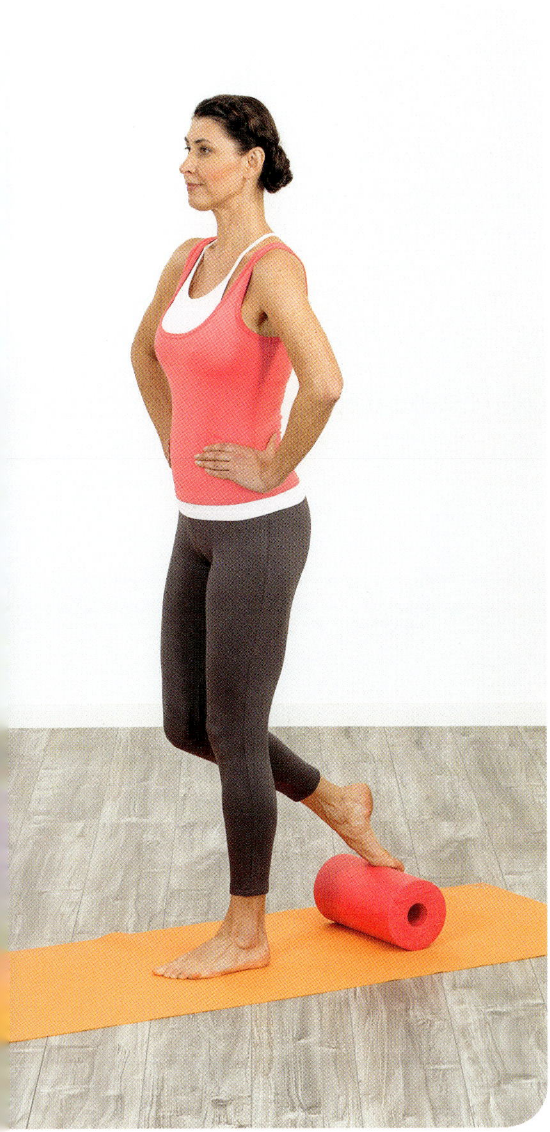

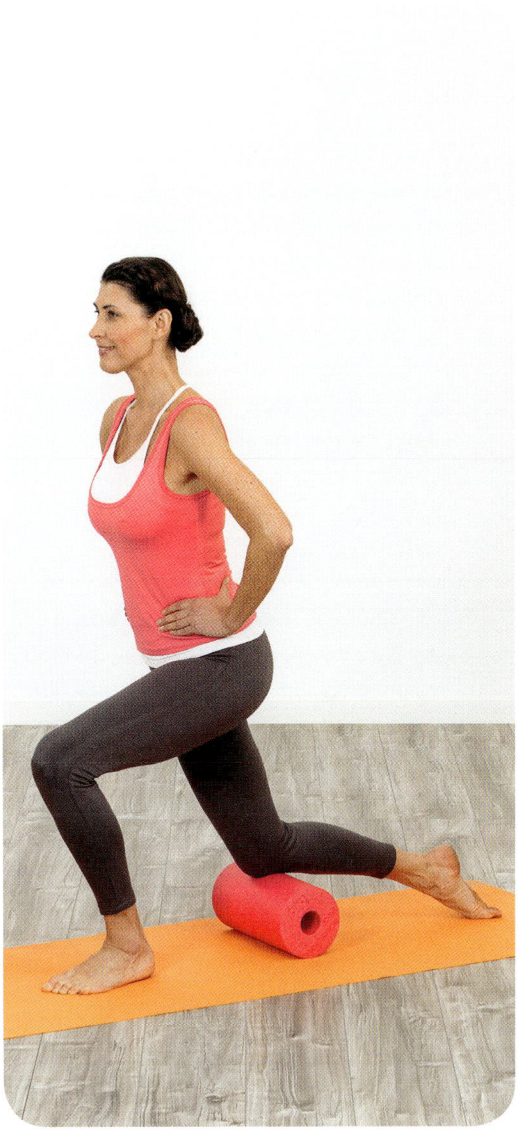

Beinheber einbeinig

Ausgangsposition: Legen Sie sich auf den Bauch und legen Sie die Rolle unter Ihr Becken. Die tastbaren seitlichen Beckenknochen liegen auf der Rolle, sonst drückt diese unangenehm in den Bauchraum. Stützen Sie sich mit den Unterarmen auf dem Boden ab. Die Zehenspitzen stellen Sie auf dem Boden auf. Halten Sie den Oberkörper gestreckt und parallel zum Boden. Drücken Sie mit angespannter Bauchmuskulatur leicht in die Rolle. So können Sie die Körpermitte stabilisieren und auf die kommende Bewegung vorbereiten.

Durchführung: Spannen Sie die Gesäßmuskulatur an. Heben Sie dann ein Bein vom Boden ab und treten damit nach hinten aus. Stellen Sie am Anfang die Arme weit nach vorne, um die Bewegung stabilisieren zu können. Lassen Sie dann das Bein wieder in Richtung Boden absinken. Kurz vor Erreichen der Ausgangsposition, beginnt die nächste Wiederholung. Nachdem Sie einen Durchgang mit einem Bein gemacht haben, führen Sie die Übung mit dem anderen Bein durch. Alternativ können Sie bei dieser Übung auch ein Knie auf den Boden ablegen – dies reduziert die Intensität.

Endposition: Haben Sie das gestreckte Bein angehoben, ist das Bewegungsende erreicht. Ist das Knie wieder kurz vor dem Boden, haben Sie eine komplette Wiederholung geschafft.

Zu beachten: Führen Sie die Bewegung kontrolliert durch und halten Sie die Spannung in der Bauchmuskulatur.

Einsteiger:
3 × 8–12 Wiederholungen

Fortgeschrittene:
5 × 15–18 Wiederholungen

Topfit:
5 × 25–50 Wiederholungen

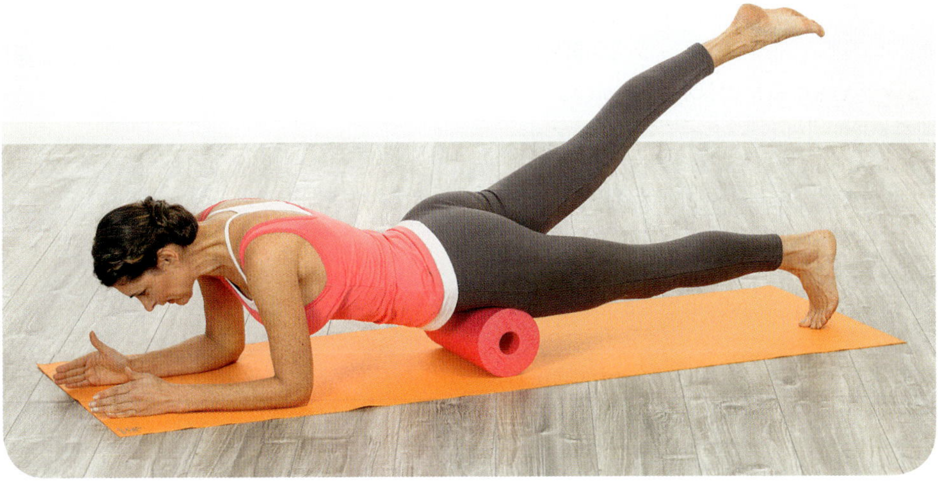

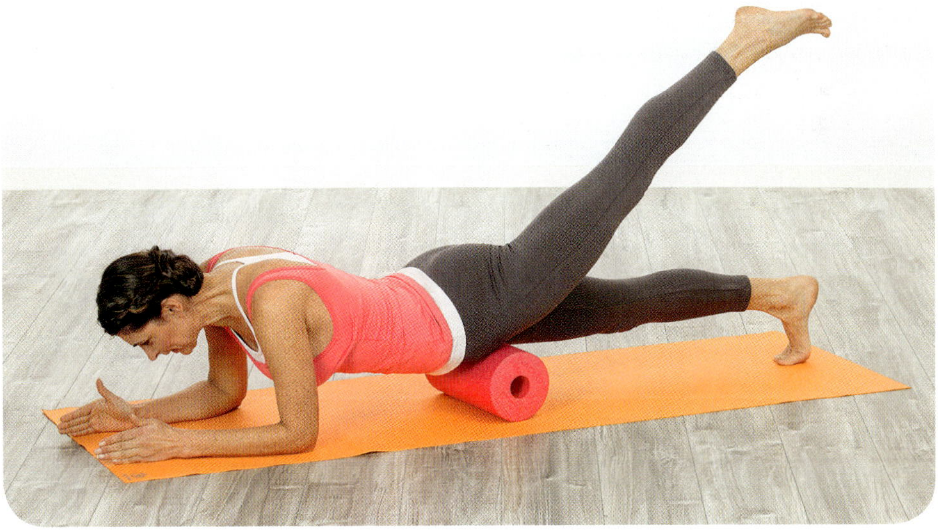

Einbeinige Kniebeuge (Blackroll vorne)

Ausgangsposition: Stellen Sie die Blackroll etwa eine Schrittlänge vor sich auf den Boden. Halten Sie den Oberkörper aufrecht und die Bauchmuskeln etwas angespannt. Stellen Sie einen Fuß auf der Rolle ab, verlagern Sie aber nicht das Körpergewicht darauf. Das Gewicht wird vom hinteren Standbein getragen.

Durchführung: Nun gehen Sie mit dem Standbein ins Knie; das aufgestellte Bein bleibt auf der Rolle stehen, ohne dass diese umfällt. Verlagern Sie Ihren Oberkörper leicht nach vorne, das hilft, das Gleichgewicht zu halten. Sie können während der Bewegung auch die Arme nach vorne strecken.

Endposition: Das Ende der Bewegung ist erreicht, wenn Sie mit dem Standbein in der Kniebeuge sind. Wenn Sie wieder in der Ausgangsposition sind, ist eine ganze Wiederholung geschafft.

Zu beachten: Halten Sie den Oberkörper während der Kniebeuge stabil.

Einsteiger:
3 × 8–12 Wiederholungen

Fortgeschrittene:
5 × 15–18 Wiederholungen

Topfit:
5 × 25–50 Wiederholungen

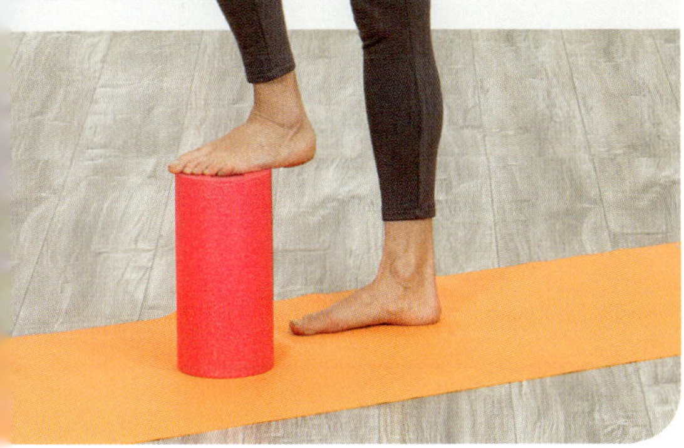

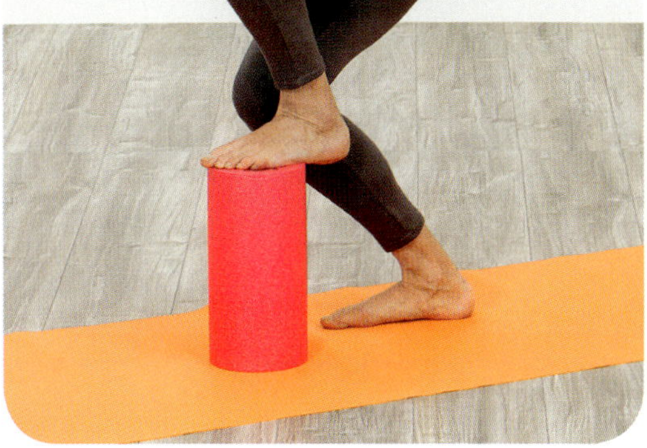

Liegestütz mit Beinstrecken

Ausgangsposition: Starten Sie in der Vierfüßlerposition auf dem Boden oder einer Matte. Knien Sie sich dabei auf die Blackroll, die Füße werden ohne Bodenkontakt in der Luft gehalten. Die Arme stützen Sie etwas mehr als schulterbreit auf dem Boden ab. Spannen Sie die Bauchmuskulatur an.

Durchführung: Strecken Sie ein Bein nach hinten; dabei wird der Oberkörper nach unten abgesenkt wie bei einem Liegestütz, die Arme werden gebeugt. Spannen Sie währen der Bewegung unbedingt die Bauchmuskulatur an, damit der Oberkörper stabil bleibt. Die Rolle sollte ebenfalls stabil unter der Hüfte gehalten werden – lassen Sie sie nicht nach hinten wegrollen. Der Oberkörper wird so weit abgesenkt, dass Ihre Nasenspitze kurz vor dem Boden stoppt. Dabei bleiben die Hände in einem konstanten Abstand zueinander.

Endposition: Das erste Bewegungsende haben Sie erreicht, wenn Sie ein Bein nach hinten ausgestreckt und den Oberkörper abgesenkt haben. Sind Sie wieder in der ursprünglichen Ausgangsposition, haben Sie eine komplette Wiederholung geschafft.

Zu beachten: Halten Sie die Spannung im Rumpf und führen Sie die Streckbewegung des Beines bewusst und kontrolliert aus. Vermeiden Sie eine Mitbewegung des Beines auf der Blackroll.

Einsteiger:
3 × 8–12 Wiederholungen

Fortgeschrittene:
5 × 15–18 Wiederholungen

Topfit:
5 × 25–50 Wiederholungen

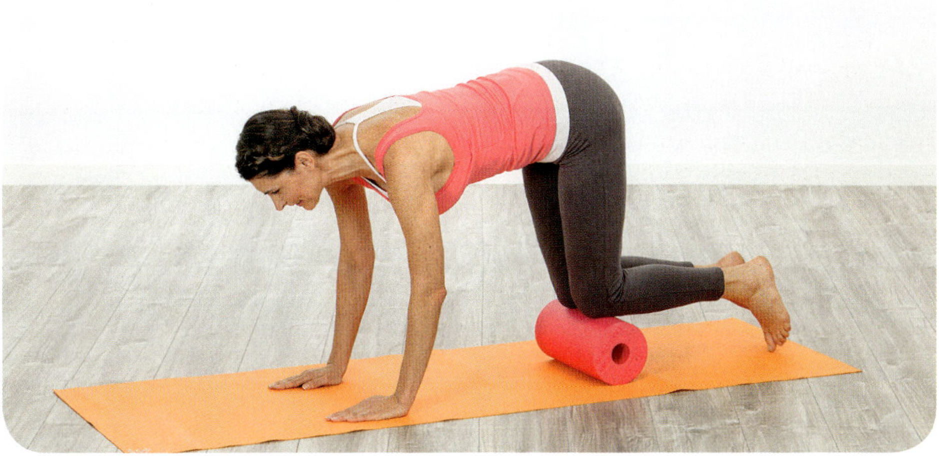

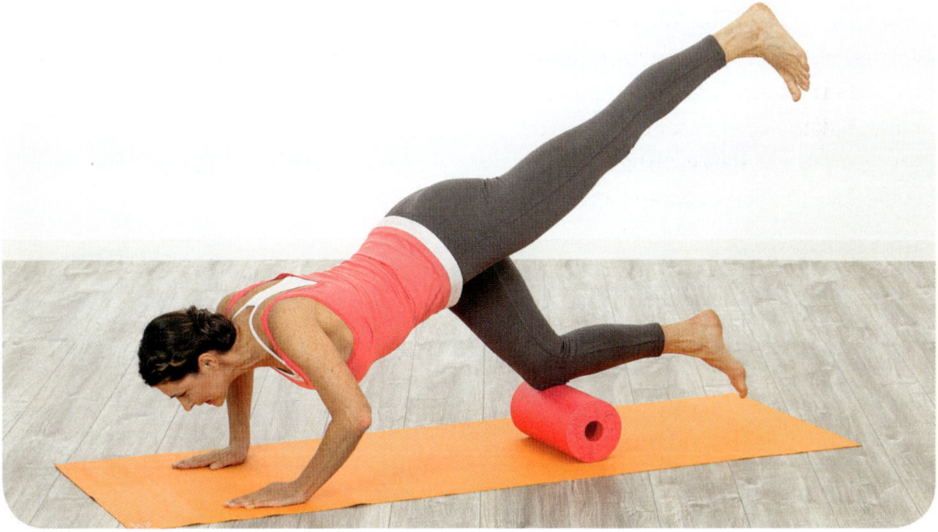

Exkurs: Das Anti-Cellulite-Rollout

Mit der Blackroll können Sie nicht nur Ihren ganzen Körper effektiv und mit Spaß kräftigen – dieser kleine Alleskönner kann Ihnen obendrein auch noch helfen, Cellulite zu bekämpfen.

Kleine Dellen an der Körperoberfläche und ein unschöner Elastizitätsverlust des Bindegewebes (also der Faszien) werden unter dem Begriff »Cellulite« oder »Orangenhaut« zusammengefasst. Unter Cellulite leiden vor allem Frauen. Meist handelt es sich bei diesen unangenehmen Veränderungen um ein rein kosmetisches bzw. ästhetisches Problem, das keine körperlichen Beschwerden zur Folge hat. Die Körperbereiche mit den häufigsten Cellulite-Veränderungen sind die Oberschenkel, dabei vor allem die Region an der Außen- und Innenseite, sowie der Gesäßbereich. Auch die Oberarme sind gern betroffen, hier verändert sich häufig die Oberarmrückseite nachteilig.

Es werden drei Schweregrade der Cellulite unterschieden. Um eine Cellulite 1. Grades handelt es sich, wenn die Cellulite nur beim »Kneiftest« sichtbar wird: Dabei wird die Haut im betroffenen Bereich von Oberschenkel oder Gesäß von allen Seiten zusammengeschoben, woraufhin die typischen Dellen und Muster an der Hautoberfläche sichtbar werden.

Um Cellulite 2. Grades handelt es sich, wenn die Veränderungen an der Haut ausschließlich im Stehen, aber noch nicht im Liegen sichtbar sind. Von einer Cellulite 3. Grades spricht man, wenn die Veränderungen des Bindegewebes auch im Liegen sichtbar werden.

Wird häufig verwechselt: Cellulite oder Cellulitis?

Die Orangenhaut oder Cellulite ist eine nicht-entzündliche Veränderung, meist auch ohne körperliche Beeinträchtigungen. Der Volksmund spricht hier fälschlicherweise auch von Cellulitis. Eine Cellulitis ist aber eine entzündliche Veränderung von Haut, Unterhaut und den darunterliegenden Bindegewebsschichten (Faszien), die auch mit entsprechenden Symptomen wie Temperaturerhöhung, Schmerz, Bewegungseinschränkung und häufig auch einer rötlichen Veränderung im betroffenen Hautgebiet einhergeht. Gegebenenfalls muss ein Arzt konsultiert werden.

Cellulite behandeln: wie und womit?

Da die bei Cellulite typischen Veränderungen die tieferen Haut-, Fett-, und Faszienschichten betreffen, ist eine Behandlung mit kosmetischen Mitteln (Cremes, Salben etc.) nicht wirklich erfolgversprechend oder aussichtsreich. Das Ziel muss es sein, den betroffenen Strukturen wieder zu einer langfristig angelegten verbesserten Elastizität zu verhelfen.

Die momentan erfolgversprechendsten Behandlungsansätze sind:

- Durchblutungssteigerung (entweder lokal durch Wärme oder Kälte oder global durch Bewegung)
- Reduktion von Körperfett (am effektivsten und nachhaltigsten durch körperliches Training)
- Ernährungsoptimierung (ausgewogen, fett- und zuckerreduziert und vitaminreich)
- Bewegungstraining (Ausdauersportarten wie z.B. Nordic Walking, Joggen, Wandern, aber auch gezieltes Kräftigungstraining haben sich bewährt)
- Faszientraining zur Verbesserung der Elastizität des gesamten Organismus und zur Kräftigung und Optimierung des Elastizitätsverhaltens der Faszien

Da sich Cellulite meist im Bereich der Hüfte (Gesäß und Oberschenkel) festsetzt, ist nachfolgend eine sehr effektive Übung dargestellt, die dazu beiträgt, das Bindegewebe in dieser Region elastischer und beweglicher zu machen. Durch das Rollout werden die Gewebeschichten der Faszien mechanisch gegeneinandergepresst, was zu Elastizitätssteigerung führt.

Rollout der seitlichen Gesäßregion

Ausgangsposition: Setzen Sie sich, das Körpergewicht vermehrt auf eine Gesäßhälfte verlagert, auf die Blackroll. Die Rolle ist unterhalb des Sitzbeinhöckers positioniert, dort, wo Sie beim Sitzen auf der Rolle deutlich einen Knochen spüren. Mit den Füßen stützen Sie sich vor der Rolle ab, wobei Sie die Beine auch in eine Schrittposition bringen können. Mit einer oder auch mit beiden Händen stützen Sie sich hinter der Rolle auf dem Boden ab. Nun kippen Sie das Becken noch etwas weiter auf die Auflagefläche auf der Blackroll, um das Rollout für die seitliche Gesäßmuskulatur zu intensivieren.

Durchführung: Sie bewegen sich auf der Rolle fußwärts – dadurch bewegt sich die Rolle über den Sitzbeinhöcker nach oben in Richtung Rücken. Führen Sie dieses Rollout an beiden Gesäßhälften durch.

Endposition: Das Ende der Rollbewegung ist erreicht, wenn die Blackroll an der oberen Kante der Gesäßmuskulatur liegt, also kurz vor der Lendenwirbelsäule. Dort beginnen Sie mit dem Rückweg. Eine Wiederholung ist komplett, wenn Sie wieder in der Ausgangsposition angekommen sind.

Zu beachten: Spannen Sie die Rumpfmuskulatur an – so können Sie die Balance auf der Rolle halten und die Intensität des Rollouts für die Gesäßmuskeln kontrollieren. Bewegen Sie Ihre Beine bei dieser Übung etwas mit: Verändern Sie die Schrittstellung während des Rollouts und passen Sie die Fußstellung immer wieder Ihrer Rollposition an.

Einsteiger:
3 × 8–12 Wiederholungen

Fortgeschrittene:
5 × 15–18 Wiederholungen

Topfit:
5 × 25–50 Wiederholungen

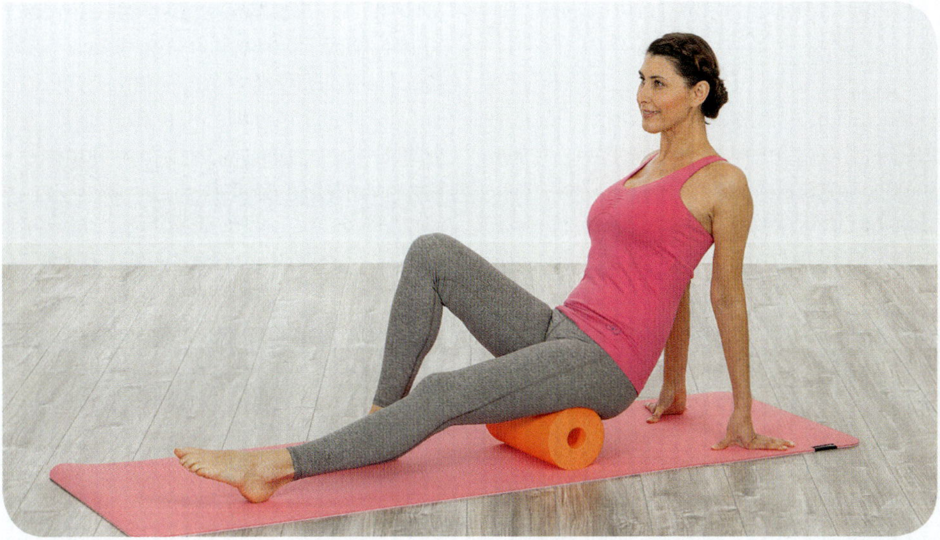

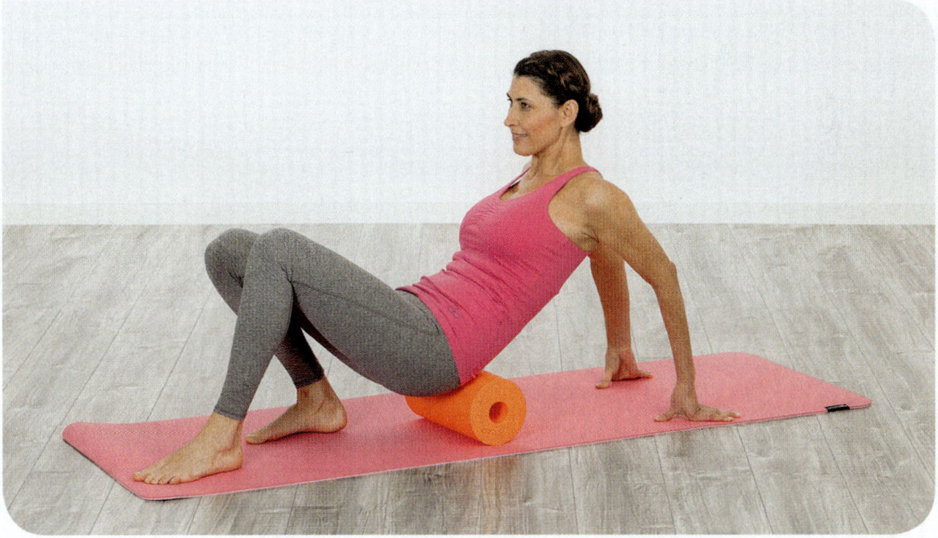

Wandstemme

Ausgangsposition: Legen Sie sich in Rückenlage vor eine Wand. Klemmen Sie die Blackroll zwischen Wand und Füßen fest, die Beine halten Sie in der 90/90-Position. Mit den Armen stützen Sie sich etwa im 45-Grad-Winkel seitlich des Oberkörpers auf dem Boden ab. Spannen Sie die Bauchmuskeln an. Kopf und Schultern können während der Übung auf dem Boden abgelegt bleiben.

Durchführung: Spannen Sie bewusst Ihre Bauch- und Gesäßmuskeln vor der eigentlichen Übung etwas stärker an und heben Sie das Becken kontrolliert und gleichmäßig vom Boden ab. Arme, Schultern und Kopf bleiben auf dem Boden liegen. Halten Sie, wenn Sie können, für 3–5 Sekunden diese Position. Lassen Sie das Becken dann wieder bis kurz vor dem Boden absinken, bevor Sie es erneut anheben.

Endposition: Das Bewegungsende ist erreicht, wenn das Becken angehoben ist. Eine vollständige Wiederholung haben Sie absolviert, nachdem Sie das Becken wieder kontrolliert bis kurz vor Bodenkontakt abgesenkt haben.

Zu beachten: Führen Sie die Bewegung zunächst langsam aus. Wenn Sie nach ein paar Wiederholungen die Bewegung im Griff haben, können Sie das Tempo gerne steigern. Die Gesäßmuskeln sind Schnellkraftmuskeln – zwischendurch lieben sie schnelle Bewegungen.

Einsteiger:
3 × 8–12 Wiederholungen

Fortgeschrittene:
5 × 15–18 Wiederholungen

Topfit:
5 × 25–50 Wiederholungen

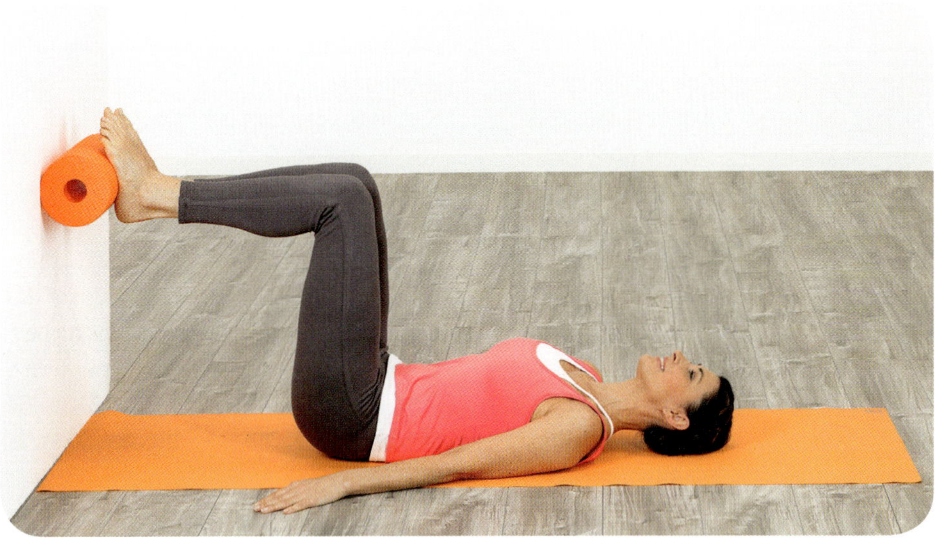

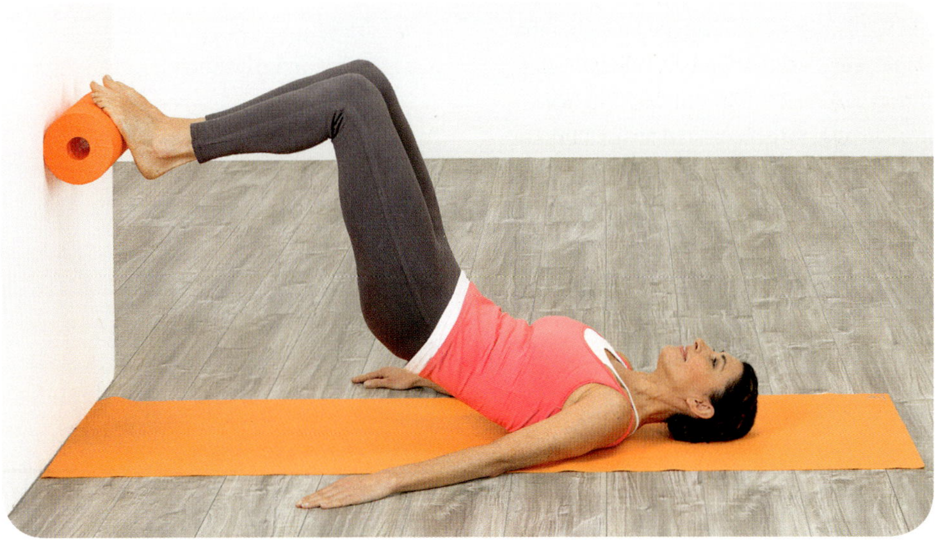

Wandläufer

Ausgangsposition: Legen Sie sich in Rückenlage vor eine Wand. Wählen Sie den Abstand so, dass Sie die Rolle mit den Füßen an der Wand halten können, Knie und Hüftgelenke halten Sie in der 90/90-Position.Dabei stützen Sie die Arme im 45-Grad-Winkel neben dem Oberkörper auf dem Boden ab. Spannen Sie die Bauch- und Gesäßmuskeln etwas an und heben Sie das Becken vom Boden ab. Halten Sie die Position durch eine gleichmäßige Rumpfspannung stabil.

Durchführung: Mit angehobenem Becken lösen Sie nun abwechselnd die Füße von der Rolle. Mit dem anderen Fuß üben Sie Druck auf die Rolle aus und sorgen so für sicheren Halt und eine stabile Körperhaltung. Strecken Sie das angehobene Bein weit von der Wand weg in Richtung Kopf und führen Sie den Fuß anschließend wieder zurück auf die Rolle. Danach folgt dieselbe Bewegung mit dem anderen Bein.

Endposition: Das Bewegungsende ist erreicht, wenn Sie ein Bein von der Rolle abgehoben und in die entgegengesetzte Richtung gestreckt haben. Ist der Fuß wieder auf der Rolle aufgestellt, haben Sie eine komplette Wiederholung durchgeführt.

Zu beachten: Achten Sie vor allem auf das angehobene Becken. Lassen Sie es nicht seitlich abkippen und passen Sie auf, dass Sie nicht ins Hohlkreuz fallen. Stützen Sie sich anfangs vermehrt mit den Armen ab.

Einsteiger:
3 × 8–12 Wiederholungen

Fortgeschrittene:
5 × 15–18 Wiederholungen

Topfit:
5 × 25–50 Wiederholungen

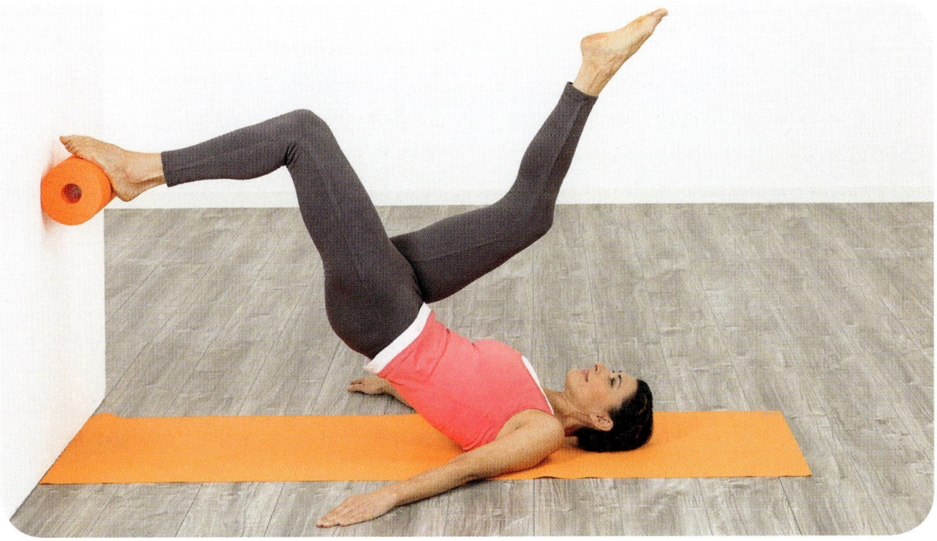

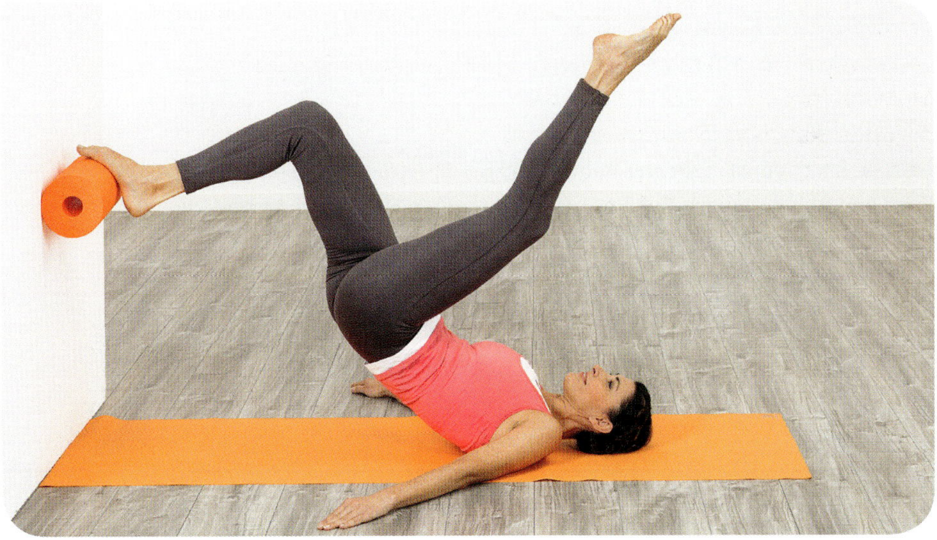

Arm- und Beinheben diagonal

Ausgangsposition: Gehen Sie in die Vierfüßlerposition. Die Hände stellen Sie leicht vor die Schultern, die Knie unter die Hüftgelenke. Schieben Sie die Blackroll unter Ihre Knie und halten Sie die Unterschenkel parallel zum Boden in der Luft. Die Füße sind gestreckt. Strecken Sie auch Ihren Oberkörper und versuchen Sie, Kopf und Nacken in Verlängerung der Wirbelsäule zu halten. Dabei zeigt Ihre Nasenspitze zum Boden.

Durchführung: Aus der Startposition heraus heben Sie einen Arm und das diagonale Bein von Boden und Rolle an und strecken sie aus. Halten Sie Oberarm, Oberkörper und Bein in einer geraden Linie. Stabilisieren Sie diese Körperhaltung durch Anspannen der Bauch- und Rückenmuskeln. Danach bringen Sie Arm und Bein wieder zurück in die Ausgangsposition und starten die Bewegung mit der anderen Diagonale. Die Rolle sollte während der gesamten Übung unter der Hüfte stehen bleiben – lassen Sie sie nicht nach hinten wegrollen. Wenn Sie die Intensität der Übung senken wollen, können Sie den angehobenen Arm auch gebeugt halten. Das reduziert die Hebelkräfte.

Endposition: Das Ende der Bewegung ist erreicht, wenn Arm und Bein angehoben sind und gestreckt gehalten werden. Sind Sie wieder in der Ausgangsposition (der Arm steht auf dem Boden und das Knie wieder auf der Rolle), haben Sie eine komplette Wiederholung geschafft.

Zu beachten: Achten Sie darauf, dass die Blackroll unter der Hüfte bleibt, und spannen Sie die Bauchmuskulatur während der gesamten Übung an. Nach einigen Wiederholungen fällt das immer schwerer.

Einsteiger:
3 × 8–12 Wiederholungen

Fortgeschrittene:
5 × 15–18 Wiederholungen

Topfit:
5 × 25–50 Wiederholungen

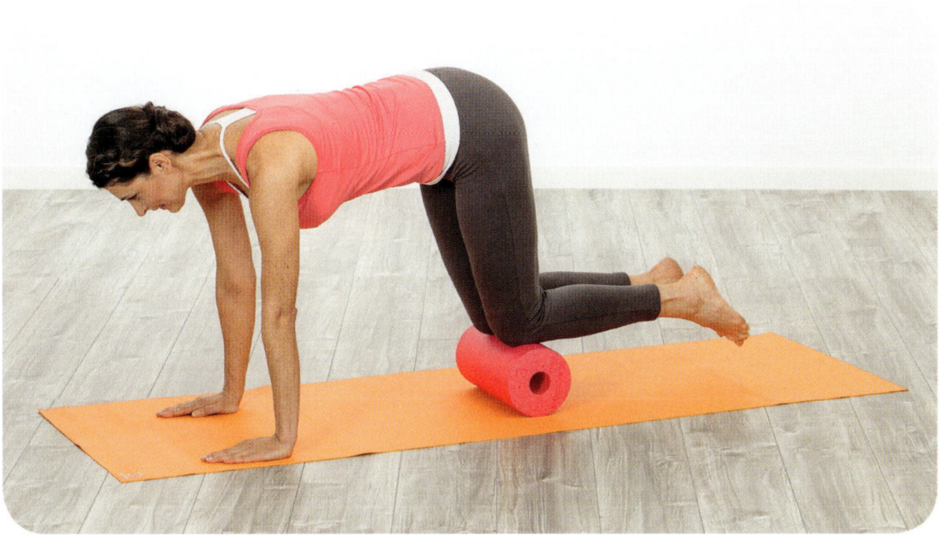

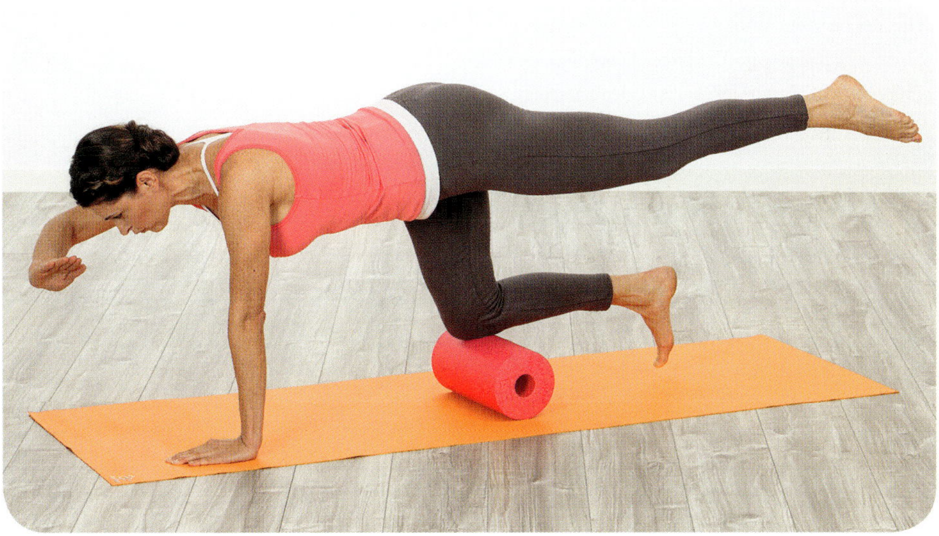

Liegestütz mit Beinheben

Ausgangsposition: Starten Sie in einer Liegestützposition (Plank). Stellen Sie dabei Ihre Zehenspitzen auf die Blackroll. Die Hände stehen etwas mehr als schulterbreit auseinander und sind etwas vor den Schultern aufgestellt. Halten Sie den Oberkörper und das Becken möglichst gerade in einer Linie. Spannen Sie dazu die Bauchmuskeln an und behalten Sie die Spannung während der gesamten Übung bei.

Durchführung: Spannen Sie die Gesäßmuskeln an und heben Sie abwechselnd die Beine von der Rolle ab. Halten Sie das hochgestreckte Bein für 2–4 Sekunden in seiner Position, bevor Sie den Fuß wieder auf der Rolle positionieren und die Übung auf der anderen Seite ausführen. Erhöhen Sie beim Anheben eines Beines gleichzeitig den Druck des Standbeines auf die Rolle. Das schafft mehr Stabilität.

Endposition: Die Endposition der ersten Bewegung ist das angehobene und gestreckt gehaltene Bein. Wenn Sie die Zehen wieder auf der Rolle aufgestellt haben, ist eine ganze Wiederholung geschafft. So verfahren Sie auch auf der anderen Seite.

Zu beachten: Achten Sie darauf, nicht ins Hohlkreuz zu fallen. Die Rolle muss an ihrem Platz bleiben und darf nicht wegrollen.

Einsteiger:
3 × 8–12 Wiederholungen

Fortgeschrittene:
5 × 15–18 Wiederholungen

Topfit:
5 × 25–50 Wiederholungen

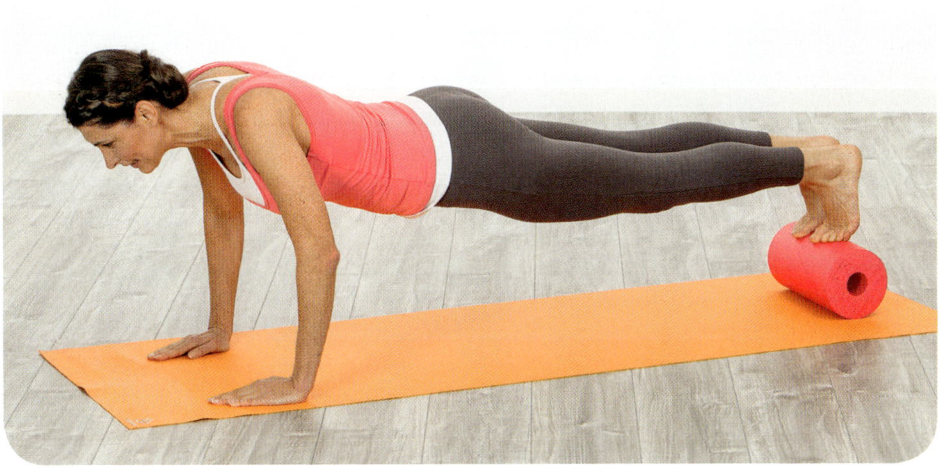

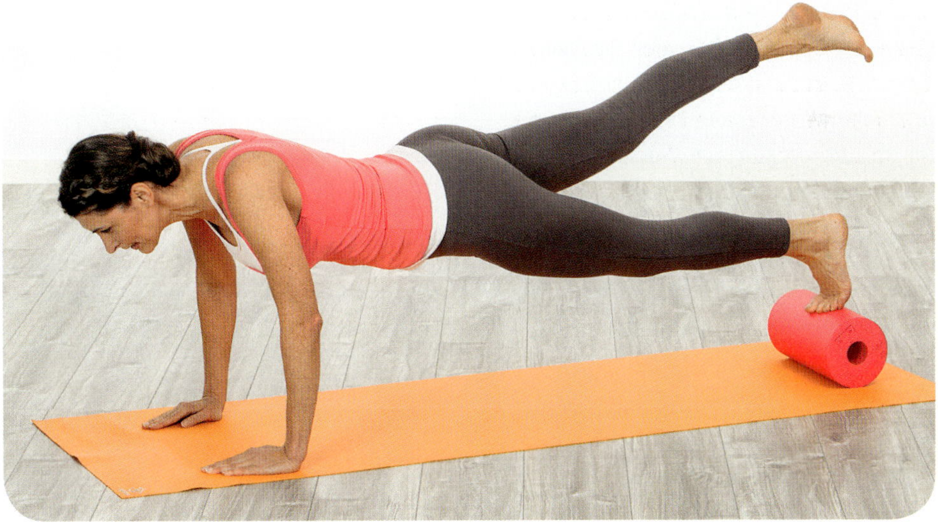

Frosch-Liegestütz

Ausgangsposition: Diese Übung beginnen Sie in der Liegestützposition (Plank Position); mit den Zehen stehen Sie auf der Blackroll. Die Hände stehen etwas mehr als schulterbreit auseinander und sind etwas vor den Schultern aufgestellt. Den Oberkörper halten Sie mit Unterstützung der Arme in einer gestreckten Position, die Bauchmuskeln sind angespannt, so dass der Rücken und das Becken eine Linie bilden.

Durchführung: Heben Sie ein Bein von der Rolle ab und führen Sie es unter dem Oberkörper nach vorne. Zielen Sie bei der Bewegung mit Ihrem Knie auf den Ellbogen des gleichseitigen Armes. Strecken Sie nun das Bein wieder nach hinten aus und halten Sie es in der Luft. Dabei kann die Streckbewegung abwechselnd einmal nach hinten innen oder hinten außen erfolgen. Dadurch werden unterschiedliche Anteile der Gesäßmuskulatur beansprucht und trainiert. Führen Sie diese Bewegung (Knie an den Ellbogen, zurück und strecken) mit der geforderten Wiederholungszahl durch. Nach einer kurzen Pause wechseln Sie auf das andere Bein.

Endposition: Haben Sie ein Knie Richtung Ellbogen bewegt, so ist das erste Bewegungsende erreicht. Für eine vollständige Wiederholung strecken Sie das Bein auch wieder nach hinten (innen oder außen). Stellen Sie das Bein nicht ab, sondern beginnen Sie sofort wieder mit der nächsten Wiederholung.

Zu beachten: Diese Übung erfordert enorme Stützkraft von Armen und Händen. Lockern Sie Ihre Handgelenke zwischen den Durchgängen mit kleinen Bewegungen (Beugen und Strecken oder auch Kreisen) auf. Halten Sie Ihre Bauchmuskelspannung während der gesamten Übung.

Einsteiger:
3 × 8–12 Wiederholungen

Fortgeschrittene:
5 × 15–18 Wiederholungen

Topfit:
5 × 25–50 Wiederholungen

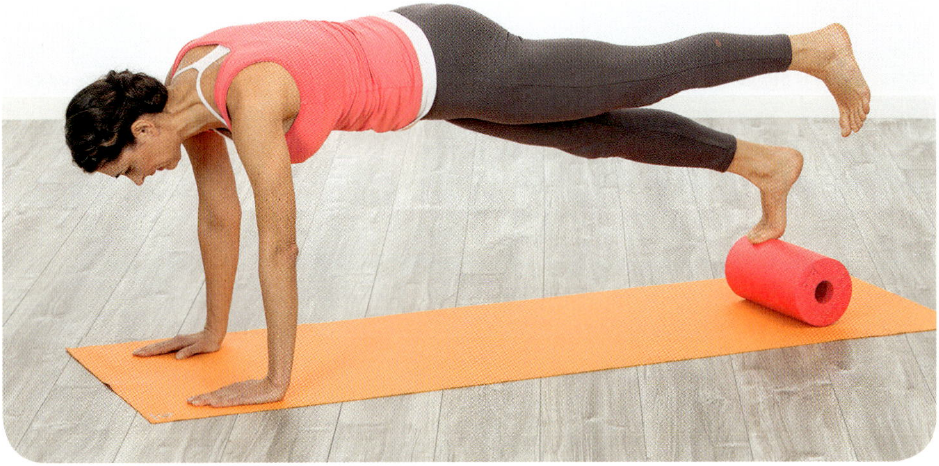

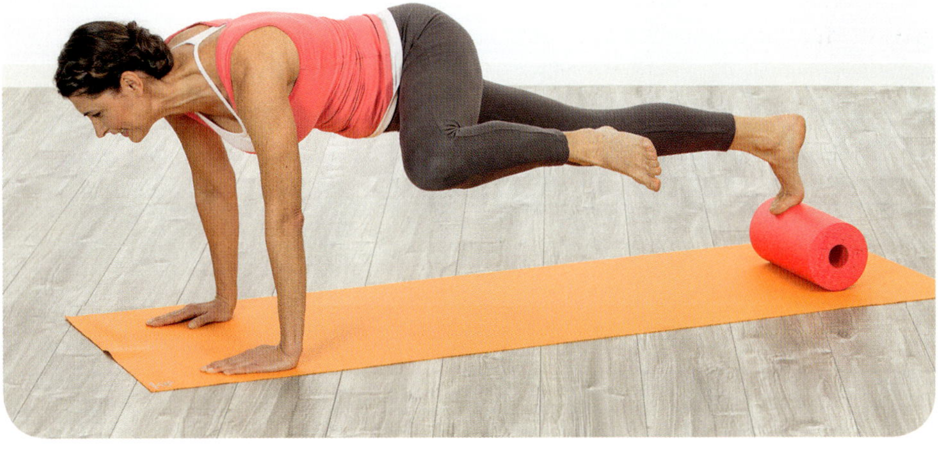

Auf und ab

Ausgangsposition: Beginnen Sie die Übung im umgekehrten Vierfüßlerstand. Stellen Sie dazu in der Rückenlage die Füße etwa beckenbreit auf, die Arme stützen sich unter den Schultern auf dem Boden ab. Das Becken nehmen Sie vom Boden hoch, in einer Linie mit Knien und Schultern. Die Blackroll liegt quer vor oder zwischen Ihren Füßen. Halten Sie den Kopf in der Verlängerung des Rumpfes, das heißt, die Nase zeigt zur Decke, und spannen Sie die Bauchmuskeln an.

Durchführung: Steigen Sie nacheinander mit beiden Füßen auf die Rolle und halten Sie diese Position für 1–2 Sekunden. Strecken Sie Ihren Oberkörper in die Länge und verlagern Sie das Körpergewicht etwas mehr auf die stützenden Arme. Spannen Sie die Gesäßmuskulatur beim Aufsteigen besonders intensiv an – das macht die Übung (Bewegung auf der wackeligen Rolle) für Sie leichter kontrollierbar. Danach steigen Sie mit beiden Füßen wieder von der Rolle herunter. Dann geht es in die nächste Wiederholung.

Endposition: Stehen Sie mit beiden Füßen auf der Rolle, haben Sie die vorläufige Endposition der Bewegung erreicht. Wenn Sie wieder von der Rolle abgestiegen sind, haben Sie eine komplette Wiederholung durchgeführt.

Zu beachten: Kontrollieren Sie die Rolle unter den Füßen durch eine gute Rumpf- und Hüftmuskelspannung und achten Sie darauf, dass die Rolle gerade liegen bleibt und nicht verrutscht, wenn Sie mit den Füßen wieder absteigen.

Einsteiger:
3 × 8–12 Wiederholungen

Fortgeschrittene:
5 × 15–18 Wiederholungen

Topfit:
5 × 25–50 Wiederholungen

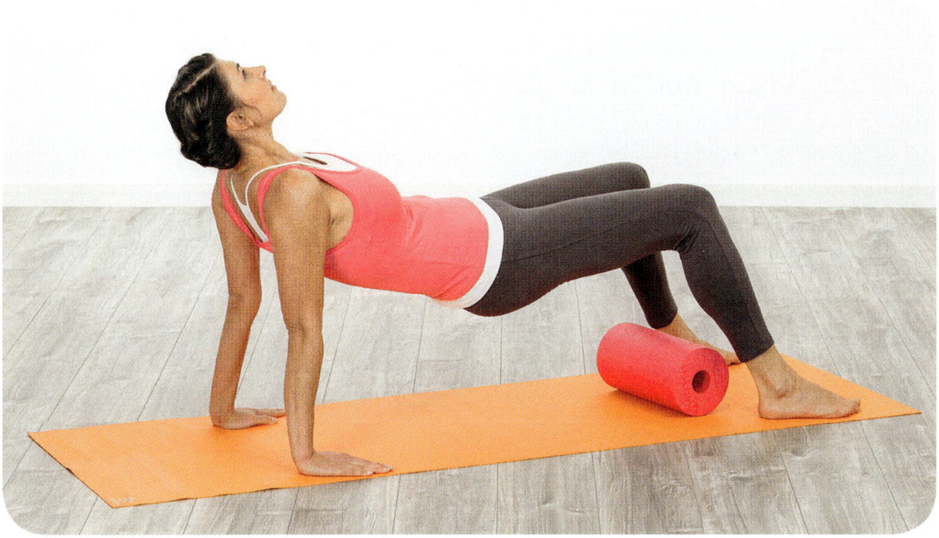

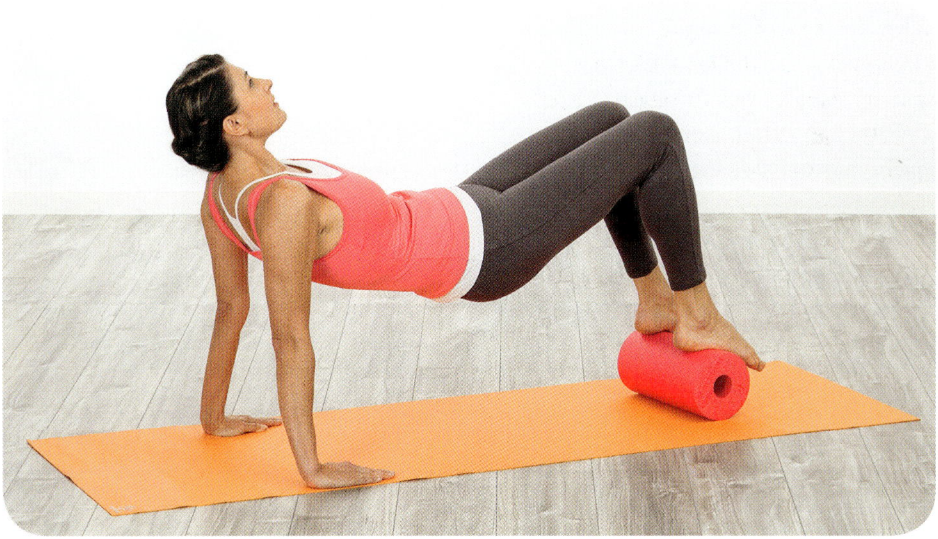

Beinheben rückwärts

Ausgangsposition: Sie beginnen im umgekehrten Vierfüßlerstand, beide Füße sind auf der Blackroll abgestellt. Ober- und Unterschenkel bilden in etwa einen rechten Winkel. Mit den Armen stützen Sie sich in Schulterhöhe rückwärts auf dem Boden ab. Spannen Sie Ihre Bauch- und Rückenmuskeln an, um die Position auf der Rolle zu stabilisieren. Im Optimalfall befinden sich Oberschenkel, Hüfte, Oberkörper und Kopf in einer geraden Linie.

Durchführung: Aus dieser stabilen Position heraus heben Sie nun abwechselnd einen Fuß von der Rolle ab und strecken das angehobene Bein nach vorne aus. In dieser instabilen Position auf der Rolle spannen Sie die Gesäßmuskeln etwas mehr an und halten damit auch die Rolle an Ort und Stelle. Als zusätzliche Schwierigkeit können Sie auch das Körpergewicht einmal mehr auf die Arme und einmal mehr auf das Standbein verlagern.

Endposition: Das Ende der Bewegung ist erreicht, wenn Sie das angehobene Bein gestreckt nach vorne halten. Ist das Bein wieder auf der Rolle, haben Sie eine komplette Wiederholung absolviert.

Zu beachten: Wichtig ist das kontrollierte Gleichgewicht, wenn Sie mit einem Bein auf der Rolle stehen. Strecken Sie den Oberkörper dabei stets in die Länge und halten Sie den Kopf in einer Linie mit dem Oberkörper.

Einsteiger:
3 × 8–12 Wiederholungen

Fortgeschrittene:
5 × 15–18 Wiederholungen

Topfit:
5 × 25–50 Wiederholungen

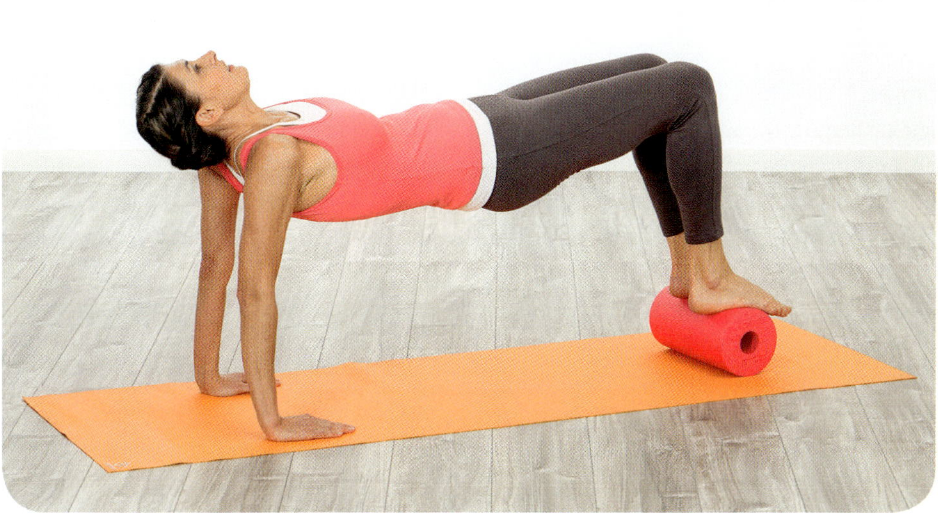

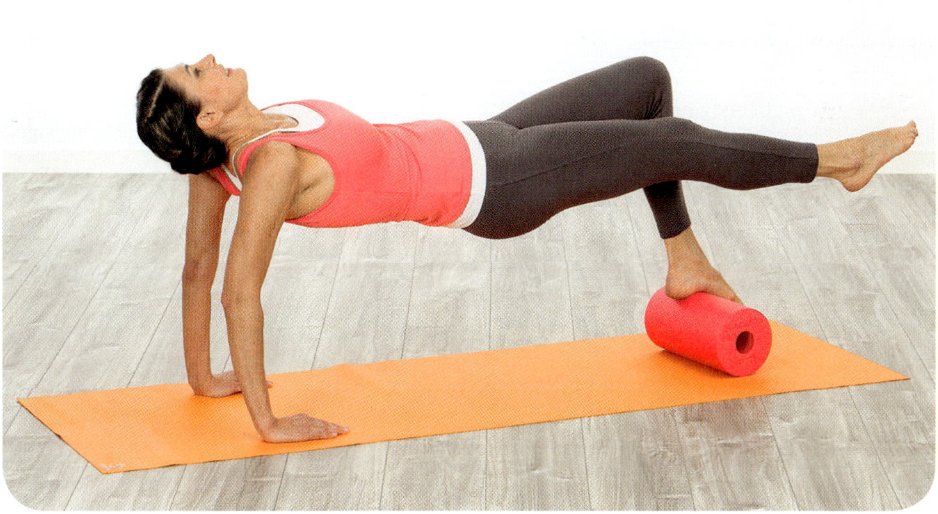

Rückwärts-Twister

Ausgangsposition: Es geht wieder los im umgekehrten Vierfüßlerstand, dabei stellen Sie beide Füße sicher auf der Blackroll ab. Positionieren Sie die Füße dabei nur so weit auseinander, dass Sie noch einen Fuß anheben können, ohne dass die Rolle dabei kippt. Mit den Armen stützen Sie sich in Schulterhöhe rückwärts auf dem Boden ab, das Becken halten Sie auf einer Linie mit Schultern und Knien. Spannen Sie die Rumpfmuskeln an, um die Position auf der Rolle zu stabilisieren. Den Abstand zwischen den Armen und den aufgestellten Füßen wählen Sie so, dass Sie ein Bein bequem unter dem anderen hindurchbewegen können, ohne an der Rolle hängen zu bleiben.

Durchführung: Lösen Sie einen Fuß von der Rolle und führen Sie das Bein unter dem anderen Bein hindurch. Dabei sollte der Unterschenkel am Ende parallel zum Boden gehalten werden. Das Becken darf auf der Seite des bewegten Beines etwas nach unten absinken und auf der Gegenseite angehoben werden. Spannen Sie weiter die Rumpfmuskulatur an, um die Position stabil halten zu können.

Endposition: Das erste Bewegungsende ist erreicht, wenn Sie das angehobene Bein unter dem Standbein hindurchbewegt haben und der Unterschenkel parallel zum Boden gehalten wird. Sind Sie mit dem Bein wieder in der Ausgangsposition auf der Rolle angekommen, haben Sie eine komplette Wiederholung ausgeführt.

Zu beachten: Konzentrieren Sie sich auf die Spannung Ihrer Körpermitte (Bauchmuskulatur) und die Drehbewegung des Beckens, wenn Sie ein Bein unter dem anderen hindurchbewegen. Halten Sie die Rolle stabil unter dem Standbein.

Einsteiger:
3 × 8–12 Wiederholungen

Fortgeschrittene:
5 × 15–18 Wiederholungen

Topfit:
5 × 25–50 Wiederholungen

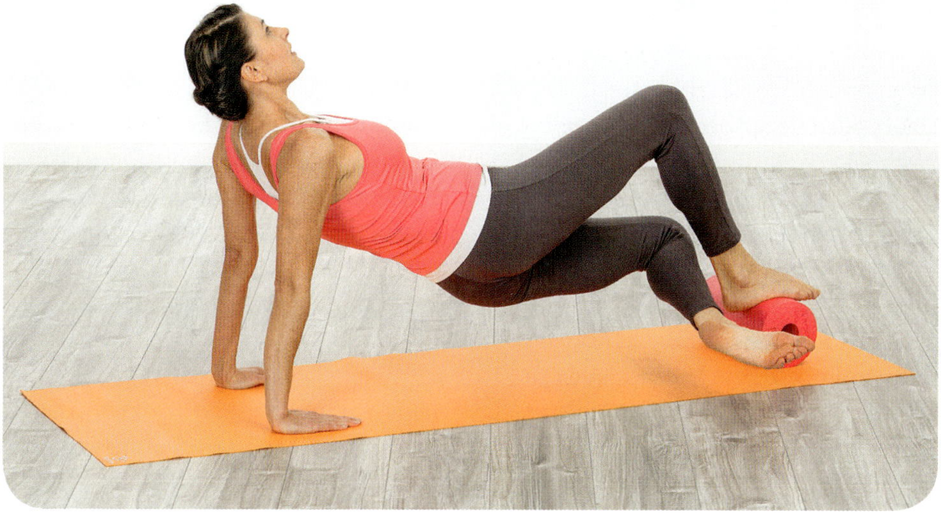

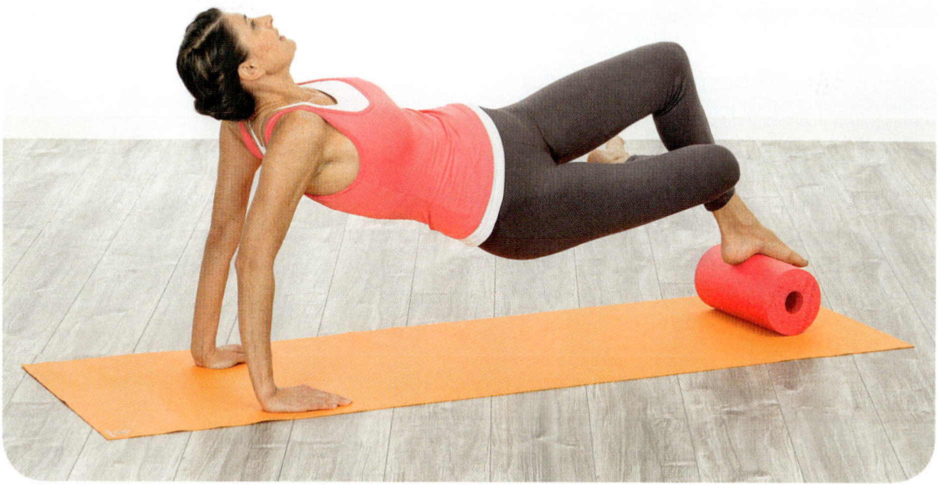

Vorwärts-Rückwärts-Twister

Ausgangsposition: Begeben Sie sich in den umgekehrten Vierfüßlerstand, die Füße stellen Sie auf der Blackroll ab. Positionieren Sie die Füße dabei nur so weit auseinander, dass Sie noch einen Fuß anheben können, ohne dass die Rolle kippt. Mit den Armen stützen Sie sich in Schulterhöhe rückwärts auf dem Boden ab. Den Abstand zwischen den Armen und den aufgestellten Füßen wählen Sie so, dass Sie ein Bein unter dem anderen hindurchbewegen können, ohne hängen zu bleiben.

Durchführung: Lösen Sie einen Fuß von der Rolle und bewegen Sie das Bein unter dem Standbein hindurch, bis sich der Unterschenkel parallel zum Boden befindet. Dabei wird das Becken auf der Seite des Bewegungsbeins etwas absinken. Ziehen Sie das Bein dann wieder auf die richtige Seite, heben Sie es nach oben an und bewegen es über das Standbein zur Gegenseite. Dabei wird das Becken auf der Seite des Bewegungsbeins mit angehoben und dreht sich nach oben.

Endposition: Das erste Bewegungsende ist erreicht, wenn Sie das angehobene Bein unter dem Standbein hindurchbewegt haben und der Unterschenkel parallel zum Boden gehalten wird. Das zweite Bewegungsende ist erreicht, wenn Sie das Bein über das Standbein zur Gegenseite gestreckt haben. Nach einer kompletten Wiederholung steht das Bein wieder neben dem Standbein auf der Rolle.

Zu beachten: Konzentrieren Sie sich auf die Spannung Ihrer Körpermitte (Bauchmuskulatur) und die Drehbewegung des Beckens, wenn Sie ein Bein unter dem anderen hindurchbewegen. Halten Sie die Rolle stabil unter dem Standbein.

Einsteiger:
3 × 8–12 Wiederholungen

Fortgeschrittene:
5 × 15–18 Wiederholungen

Topfit:
5 × 25–50 Wiederholungen

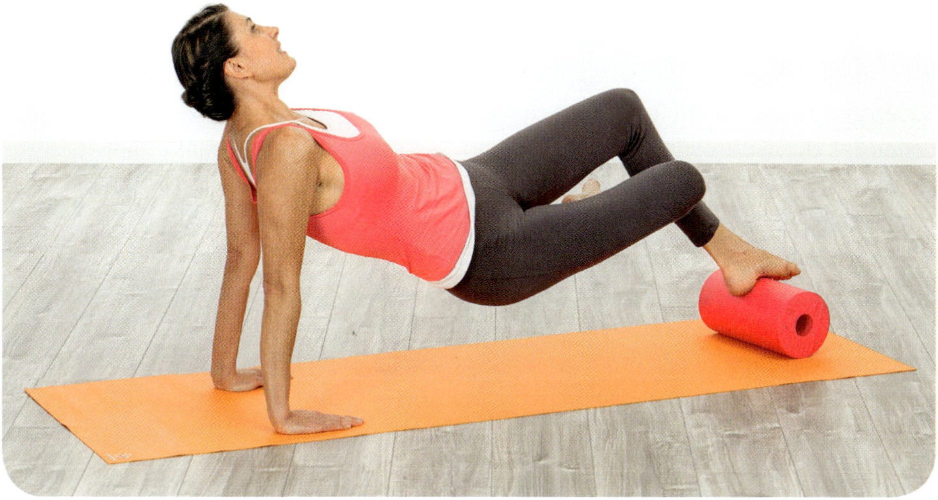

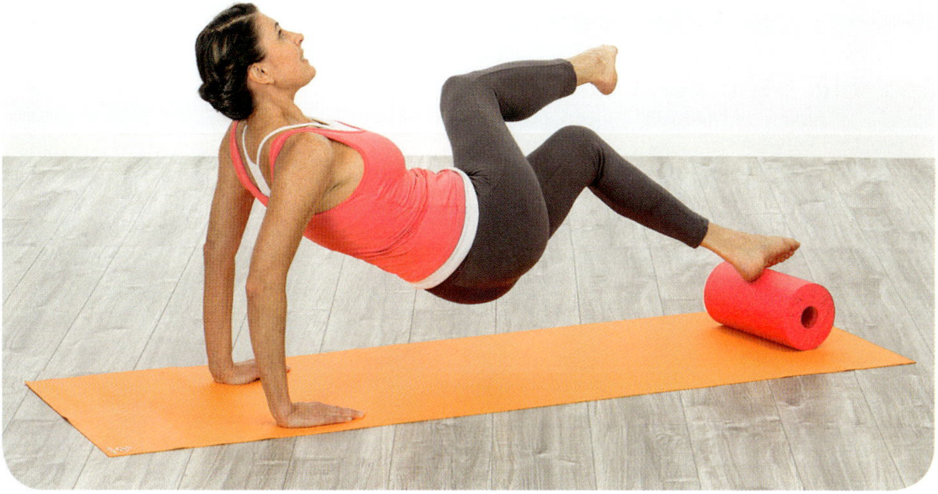

Rutsche

Ausgangsposition: Legen Sie sich in Rückenlage auf eine Matte oder den Boden und stellen Sie die Füße auf dem Boden auf. Die Blackroll liegt längs auf Höhe Ihrer Füße. Stellen Sie Ihre Füße hintereinander auf die Rolle. Bringen Sie das Becken nach oben in eine gerade Linie mit Knien und Oberkörper. Mit den Armen können Sie sich rechts und links neben dem Oberkörper abstützen. Legen Sie dazu ihre Arme ca. in einem ca. 45-Grad-Winkel auf dem Boden ab.

Durchführung: Bemühen Sie sich um einen sicheren Stand auf der Mitte der Rolle, ohne mit den Füßen seitlich daran abzurutschen. Nun heben Sie im Wechsel die Füße von der Rolle ab und strecken das jeweilige Bein nach vorne. Spannen Sie gezielt Bein-, Hüft- und Rumpfmuskulatur an, um das Gleichgewicht halten zu können.

Endposition: Sie haben das Bewegungsende erreicht, wenn Sie ein Bein angehoben und nach vorne gestreckt haben. Nach der Ausführung mit beiden Beinen haben Sie, wenn die Füße wieder beide auf der Rolle stehen, eine komplette Wiederholung der Übung geschafft.

Zu beachten: Konzentrieren Sie sich auf eine gute Rumpfspannung, damit Sie das Gleichgewicht auf der Rolle halten können. Drücken Sie kräftig mit beiden Armen in die Unterlage, das hilft, die Balance zu halten.

Einsteiger:
3 × 8–12 Wiederholungen

Fortgeschrittene:
5 × 15–18 Wiederholungen

Topfit:
5 × 25–50 Wiederholungen

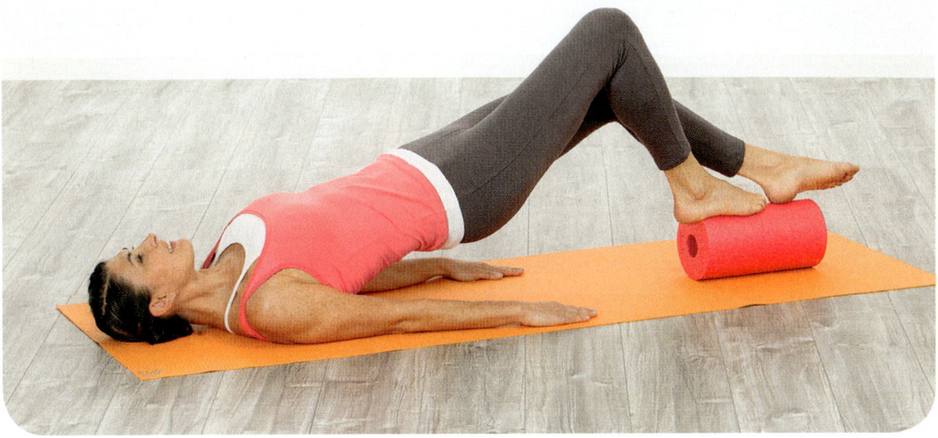

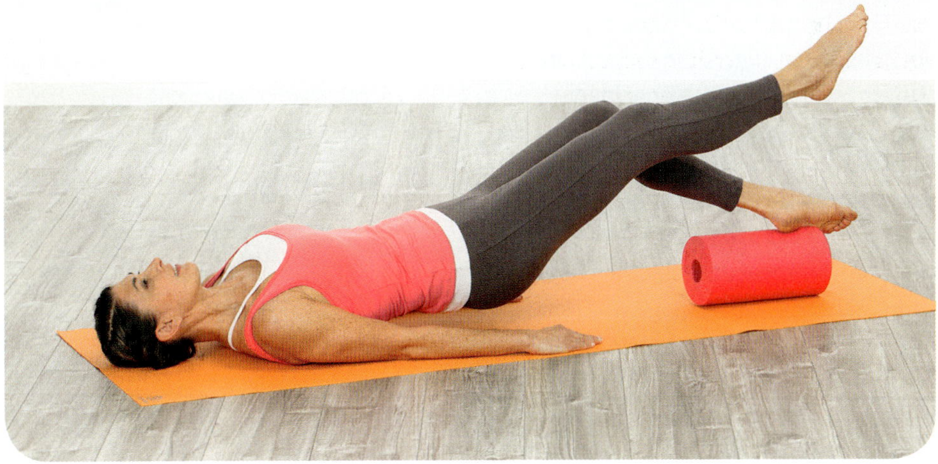

Liegestütz rückwärts auf der Rolle

Ausgangsposition: Sie beginnen sitzend auf dem Boden oder auf einer Matte. Die Blackroll liegt hinter Ihnen auf dem Boden und Sie stützen sich mit beiden Händen auf ihr ab. Greifen Sie dazu am besten seitlich in die Lochung. Stellen Sie die Füße etwa beckenbreit auseinander auf, wobei Knie und Hüftgelenke in der 90/90-Position gehalten werden. Nun drücken Sie den Körper nach oben und halten das Becken mit gestreckten Ellbogen vom Boden abgehoben.

Durchführung: Beugen Sie die Ellbogen nun langsam und kontrolliert wieder und lassen Sie damit Ihren Körper nach unten absinken, bis Ihr Hintern wieder knapp vor dem Boden angekommen ist. Unterstützen Sie Ihre Armmuskeln, indem Sie Ihre Füße kräftig in den Boden stemmen. Halten Sie den Oberkörper dabei aufrecht und strecken Sie den Nacken lang nach oben – nicht das Kinn auf die Brust drücken. Mit dem erneuten Strecken der Ellbogen zurück in die Ausgangsposition drücken Sie auch Ihre Schultern nach unten und das Brustbein nach oben. So verstärken Sie noch die Aufrichtung des Oberkörpers.

Endposition: Das Ende der Bewegung ist erreicht, wenn Sie ihren Oberkörper langsam abgelassen haben und knapp über dem Boden »schweben«. Sind Sie mit gestreckten Ellbogen wieder in der Ausgangsstellung angekommen, so haben Sie eine komplette Wiederholung absolviert.

Zu beachten: Ein aufrechter Oberkörper und die Konzentration auf das Absenken der Schulterblätter und das Anheben des Brustbeines sind die Schlüssel zu einer guten und sicheren Durchführung.

Einsteiger:
3 × 8–12 Wiederholungen

Fortgeschrittene:
5 × 15–18 Wiederholungen

Topfit:
5 × 25–50 Wiederholungen

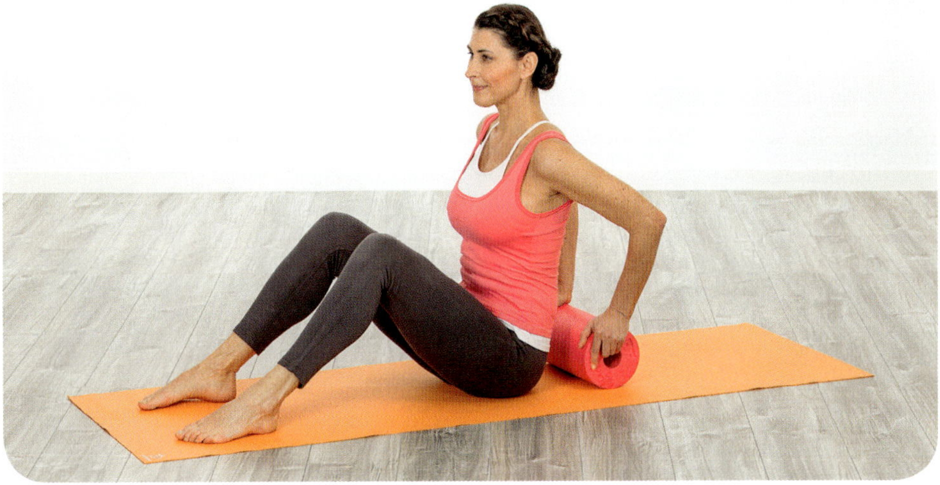

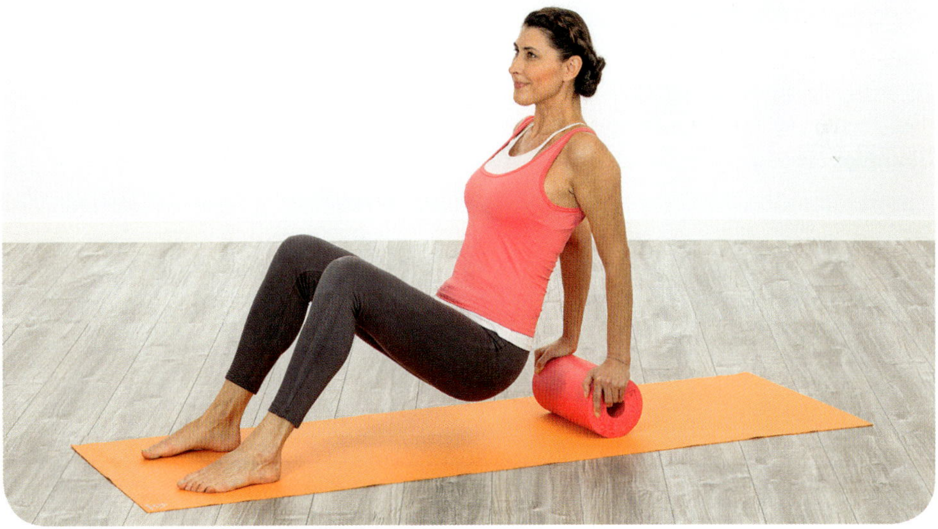

Kurze Liegestütze auf der Rolle

Ausgangsposition: Beginnen Sie die kurzen Liegestütze in der Vierfüßlerposition. Die Hände stützen Sie auf die Blackroll, die Sie auf Höhe der Schultern positioniert haben. Sie können dabei auch seitlich in die Lochung der Rolle greifen, um sie sicher im Griff zu haben. Die Knie befinden sich unter den Hüftgelenken, es sollte eine Faust dazwischenpassen.

Durchführung: Beugen Sie die Ellbogen langsam und kontrolliert und lassen Sie Ihren Oberkörper absinken. Wenn Ihre Nasenspitze knapp über der Rolle steht, stoppen Sie die Bewegung und drücken Sie sich wieder nach oben. Halten Sie den Oberkörper während der gesamten Übung gestreckt.

Endposition: Das Ende der Bewegung haben Sie erreicht, wenn Sie Ihren Oberkörper mit gebeugten Ellbogen abgesenkt haben. Zurück in der Ausgangsstellung, haben Sie eine vollständige Wiederholung hinter sich gebracht.

Zu beachten: In dieser Übung arbeiten Sie zunächst mit einem verkürzten Hebel durch die aufgestellten Knie im Vierfüßler. Achten Sie darauf, Ihren Oberkörper stabil zu halten – fallen Sie keinesfalls ins Hohlkreuz. Mit zunehmender Übung können Sie zu den langen Liegestützen wechseln.

Einsteiger:
3 × 8–12 Wiederholungen

Fortgeschrittene:
5 × 15–18 Wiederholungen

Topfit:
5 × 25–50 Wiederholungen

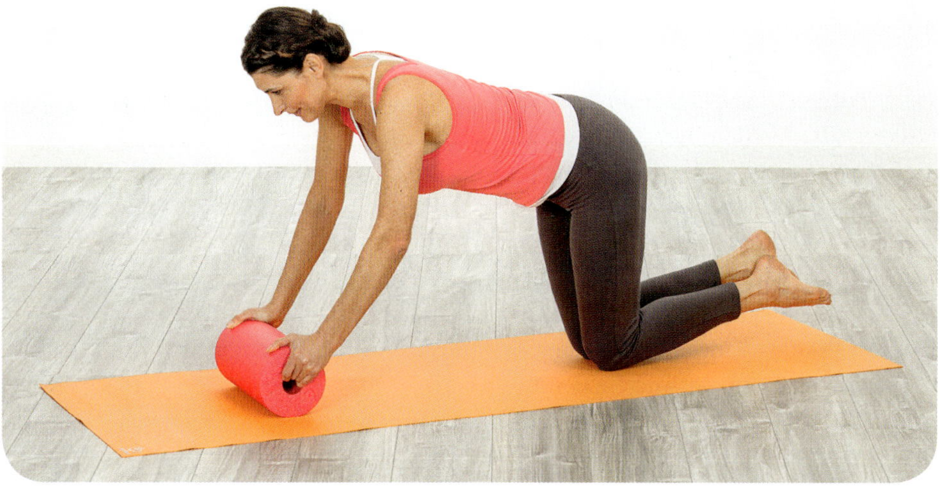

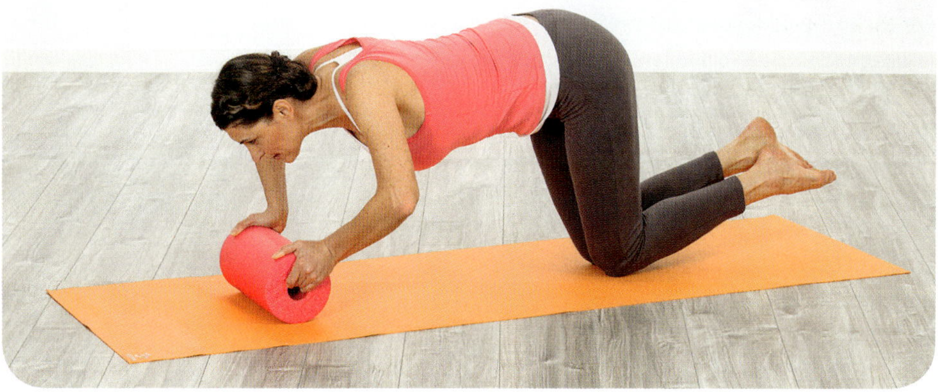

Lange Liegestütze auf der Rolle

Ausgangsposition: Für die langen Liegestütze beginnen Sie ebenfalls in der Vierfüßlerposition – allerdings strecken Sie hier die Beine und stellen die Zehenspitzen auf dem Boden ab. Die Hände stützen Sie auf die Blackroll, die Sie unterhalb der Schultern positioniert haben. Heben Sie den Körper vom Boden ab und halten Sie diese Position, indem Sie die Rumpfmuskeln anspannen. Der längere Hebel der gestreckten Beine fordert die Bauchmuskulatur intensiv, und auch die Armmuskeln müssen bei der Bewegung des Körpers nach unten und wieder nach oben mehr arbeiten als bei den kurzen Liegestützen.

Durchführung: Lassen Sie den Oberkörper Richtung Boden ab, indem Sie die Ellbogen kontrolliert beugen. In der Endposition (die Nase ist knapp über der Rolle angekommen) können Sie auch kurz (2–4 Sekunden) verharren, bevor Sie sich wieder nach oben drücken. Ein Anspannen der Gesäßmuskulatur trägt zu einer stabileren Körpermitte bei und verhindert Fehlbelastungen im Bereich der Wirbelsäule.

Endposition: In Endposition befinden Sie sich mit dem Oberkörper knapp über dem Boden. Wenn Sie wieder oben abgekommen sind, haben Sie eine ganze Wiederholung geschafft.

Zu beachten: Kontrollieren Sie den langen Hebel der Beine durch eine gute Rumpfspannung.

Einsteiger:
3 × 8–12 Wiederholungen

Fortgeschrittene:
5 × 15–18 Wiederholungen

Topfit:
5 × 25–50 Wiederholungen

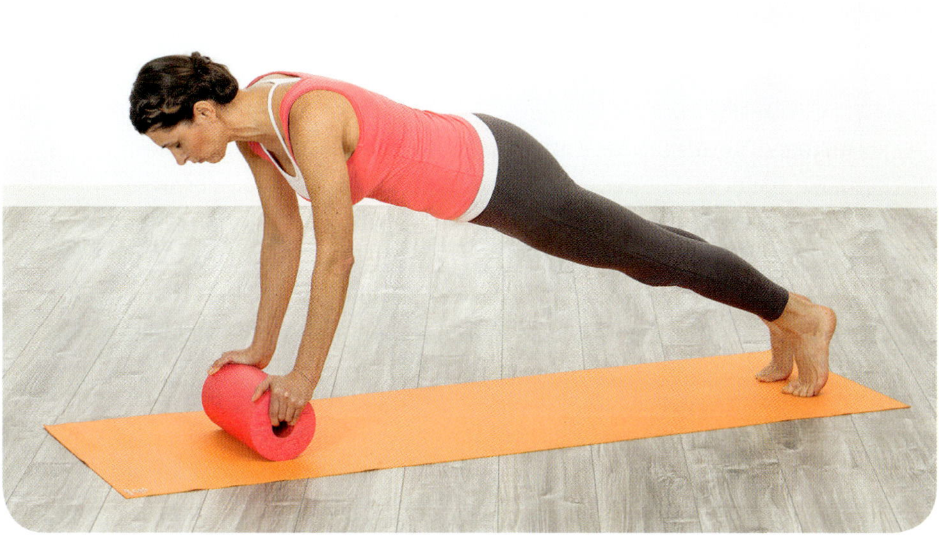

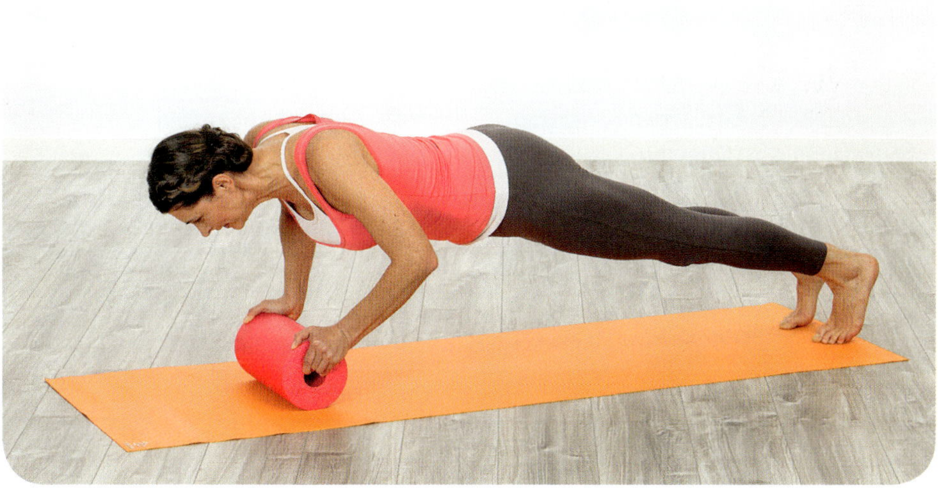

Trizepsdrücken an der Wand

Ausgangsposition: Stellen Sie sich in etwa 3–5 Fußlängen Abstand vor eine Wand und positionieren Sie die Blackroll etwa auf Stirnhöhe an der Wand. Stecken Sie ein paar Finger in die Lochung an der Seite, um die Rolle sicher im Griff zu behalten, und beugen Sie die Ellbogen auf etwa 90 Grad an. In der Startposition sind die Unterarme parallel zur Wand, die Ellbogen befinden sich knapp vor der Wand, berühren sie aber nicht. In dieser Position kippt der gesamte Körper schräg nach vorne. Halten Sie den gesamten Körper gerade und aufrecht und lassen Sie Ihre Wirbelsäule nicht durchhängen.

Durchführung: Strecken Sie die Arme und drücken Sie so Ihren gesamten Körper von der Wand weg. Sie richten sich damit aus der Schräglage in den nahezu aufrechten Stand auf. Wenn Ihre Ellbogen fast komplett gestreckt sind, bewegen Sie sich durch Beugen der Gelenke wieder kontrolliert nach vorne in die Ausgangsposition zurück und beginnen mit der nächsten Wiederholung.

Endposition: Das Ende der Bewegung haben Sie erreicht, wenn Sie Ihren Oberkörper von der Wand zurückgedrückt und aufgerichtet haben. Sind Sie wieder in der Ausgangsposition, haben Sie eine komplette Wiederholung absolviert.

Zu beachten: Achten Sie vor allem auf die Aufrichtung Ihres Oberkörpers und auf gespannte Bauchmuskeln. Diese kontrollieren und stabilisieren Ihren Rumpf während der Übung. Führen Sie besonders den Rückweg in die Ausgangsposition, bei dem Ihre Arme den Körper nach vorne bremsen müssen, langsam und kontrolliert aus.

Einsteiger:
3 × 8–12 Wiederholungen

Fortgeschrittene:
5 × 15–18 Wiederholungen

Topfit:
5 × 25–50 Wiederholungen

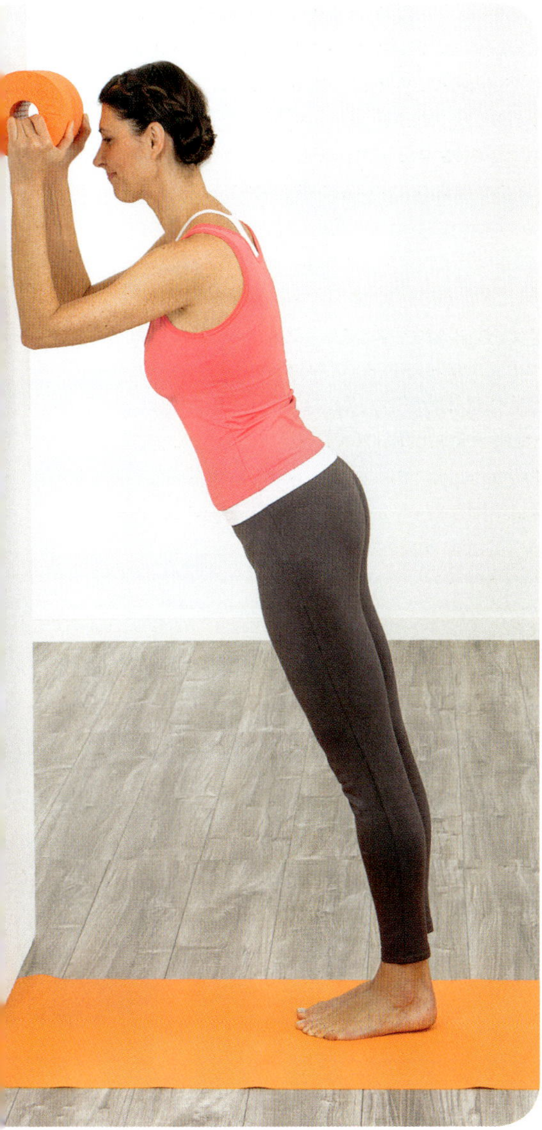

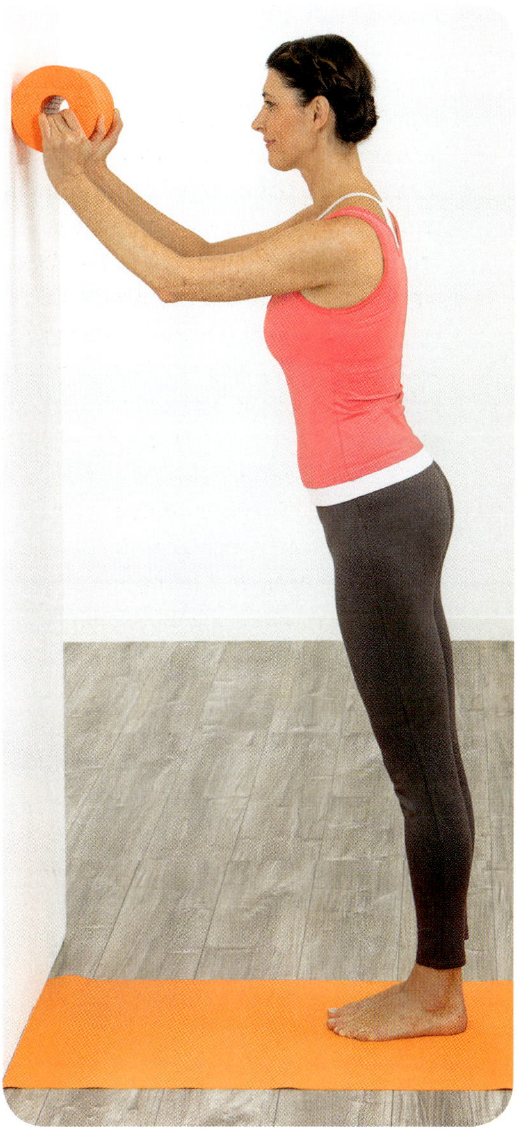

Power-Liegestütz

Ausgangsposition: In der Ausgangsposition befinden Sie sich mit gestreckten Beinen in der Liegestützposition. Positionieren Sie die Hände unter den Schultern und stellen Sie beide Füße auf die Blackroll. Für den Bewegungsstart gehen Sie in die untere Position des Liegestützes: Ellbogen gebeugt und Oberkörper knapp über dem Boden. Auch hier hilft eine gute Rumpfspannung (Bauch- und Rückenmuskulatur).

Durchführung: Strecken Sie nun beide Arme durch und heben Sie Ihren Oberkörper nach oben an. Gleichzeitig erhöhen Sie die Anspannung Ihrer Rumpfmuskulatur und heben ein Bein von der Blackroll ab. Diese instabile Position fordert äußerste Körperkontrolle und ein gutes Gleichgewicht auf der beweglichen Unterlage. Stellen Sie das Bein wieder auf der Rolle ab und lassen Sie den Oberkörper wieder in die Ausgangsposition absinken, bevor Sie mit der nächsten Wiederholung beginnen. Wechseln Sie bei jeder Wiederholung das Bein.

Endposition: Das Ende der ersten Bewegung ist die angehobene (obere) Position im Liegestütz mit einem angehobenen Bein. Für eine vollständige Wiederholung dieser Übung kommen Sie wieder zurück in die Ausgangsposition. Die nächste Wiederholung führen Sie zur anderen Seite aus.

Zu beachten: Achten Sie darauf, dass Sie nicht ins Hohlkreuz fallen und dass die Blackroll während der Übung nicht ins Rollen kommt.

Einsteiger:
3 × 8–12 Wiederholungen

Fortgeschrittene:
5 × 15–18 Wiederholungen

Topfit:
5 × 25–50 Wiederholungen

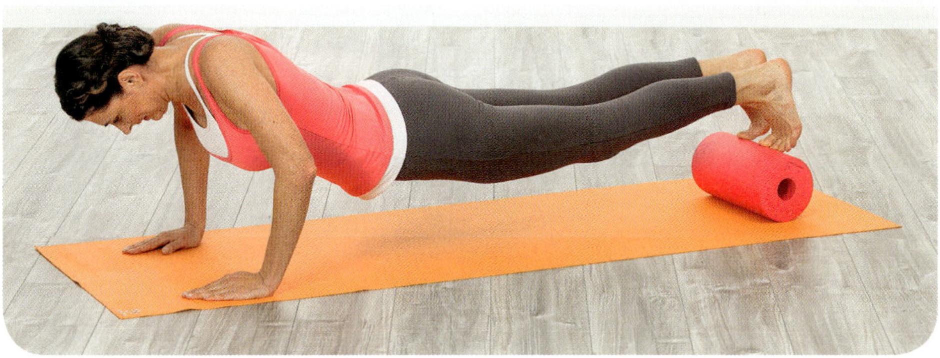

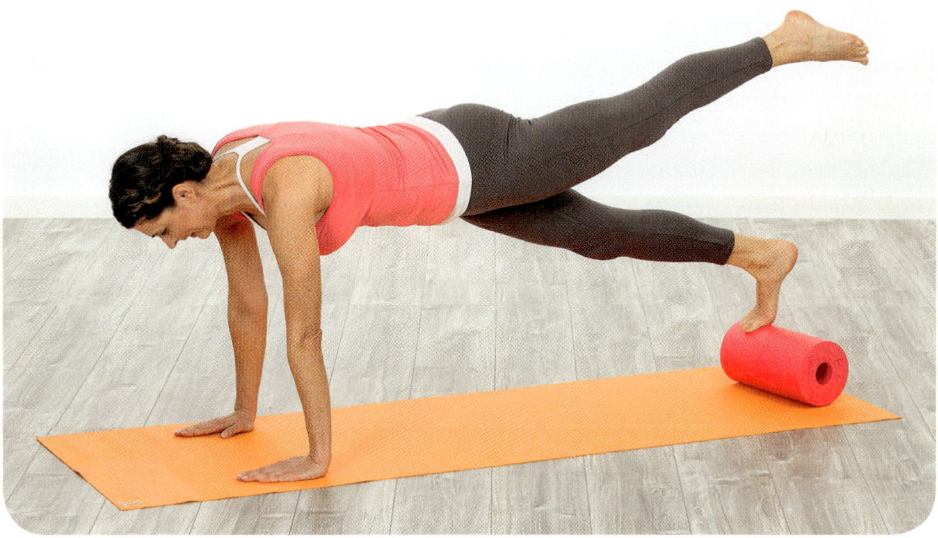

Einarmige Dips in Seitenlage

Ausgangsposition: Begeben Sie sich in Seitenlage. Beugen Sie die Knie um etwa 90 Grad an und stützen Sie sich mit der oberen Hand auf die vor Ihnen liegende Blackroll. Den unteren Arm halten Sie vor dem Körper; legen Sie die Hand auf die Rippen, in die Taille oder halten Sie sich am Schulterblatt fest, je nachdem, was bei Ihrer Armlänge am angenehmsten ist.

Durchführung: Strecken Sie nun den auf die Rolle gestützten Arm durch und stemmen Sie Ihren Oberkörper weg vom Boden nach oben. So können Sie den Oberkörper bis etwa 45 Grad anheben. Lassen Sie sich dann kontrolliert wieder nach unten sinken. Kurz bevor Sie den Boden berühren, starten Sie die nächste Wiederholung. Nach einem Durchgang wird dann die Seite gewechselt.

Endposition: Das Ende der Bewegung haben Sie erreicht, wenn Sie den oberen Arm gestreckt und den Oberkörper angehoben haben. Sind Sie wieder in der Ausgangsposition (knapp vor dem Boden), haben Sie eine ganze Wiederholung geschafft.

Zu beachten: Halten Sie das Becken gerade und verhindern Sie, dass es nach hinten oder nach vorne kippt. Auch den Oberkörper halten Sie gerade – nicht nach vorn oder hinten ausweichen.

Einsteiger:
3 × 8–12 Wiederholungen

Fortgeschrittene:
5 × 15–18 Wiederholungen

Topfit:
5 × 25–50 Wiederholungen

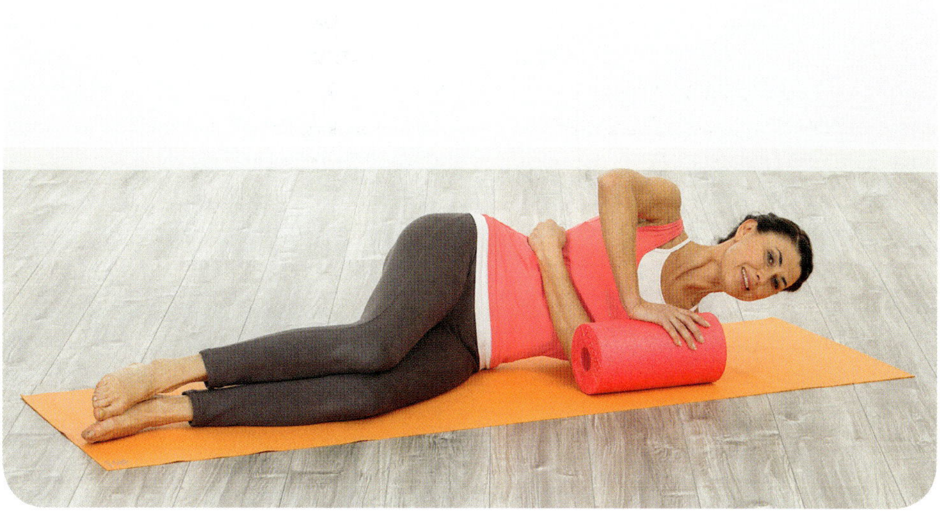

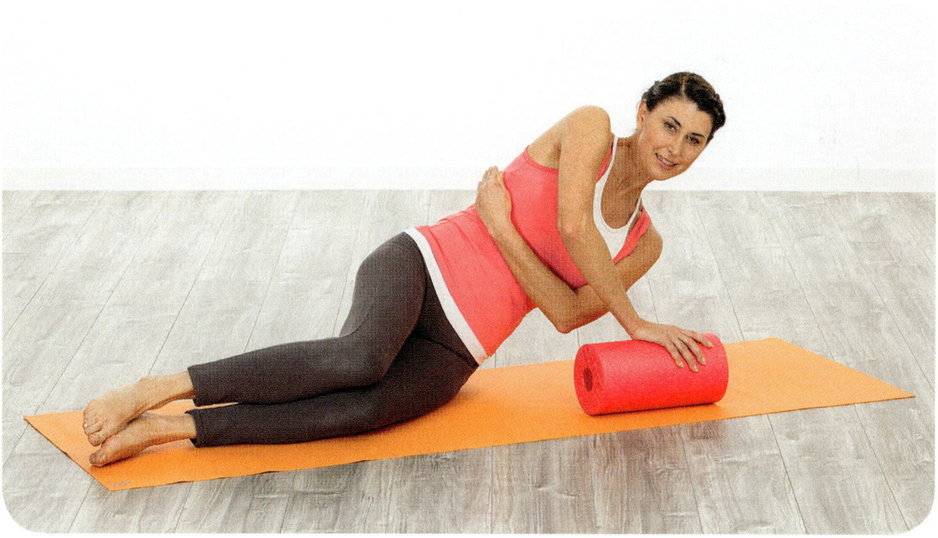

Fliegende Bewegung

Ausgangsposition: Sie legen sich auf den Rücken und positionieren die Blackroll unterhalb der Schulterblätter (die Rolle liegt quer zum Oberkörper). Ihre Knie sind in einem Winkel von etwa 90 Grad gebeugt, die Füße auf dem Boden aufgestellt. Nehmen Sie Hanteln in beide Hände und strecken Sie diese auf Brusthöhe nach oben in Richtung Decke. Dabei zeigen die Ellbogen nach außen und sind leicht gebeugt.

Durchführung: Lassen Sie nun Ihre Arme seitlich nach außen absinken. Versuchen Sie dabei, die Ellbogengelenke während der gesamten Bewegung im selben Winkel zu belassen – nicht mehr oder weniger strecken. Stoppen Sie die Bewegung, wenn Ihre Ellbogen fast den Boden berühren. Durch die erhöhte Ausgangsposition auf der Blackroll befinden sich die Gewichte dann etwa auf Schulterhöhe.

Endposition: Das Ende der Bewegung ist erreicht, wenn die Ellbogen fast Bodenkontakt haben. Heben Sie die Arme mit den Gewichten wieder nach oben in die Ausgangsposition an, haben Sie eine komplette Wiederholung geschafft.

Zu beachten: Führen Sie die Bewegung vor allem zu Beginn langsam und kontrolliert durch und vermeiden Sie schwungvolle Bewegungen. So schützen Sie Ihre Gelenkkapsel und die Bänder des Schulterkomplexes.

Einsteiger:
3 × 8–12 Wiederholungen

Fortgeschrittene:
5 × 15–18 Wiederholungen

Topfit:
5 × 25–50 Wiederholungen

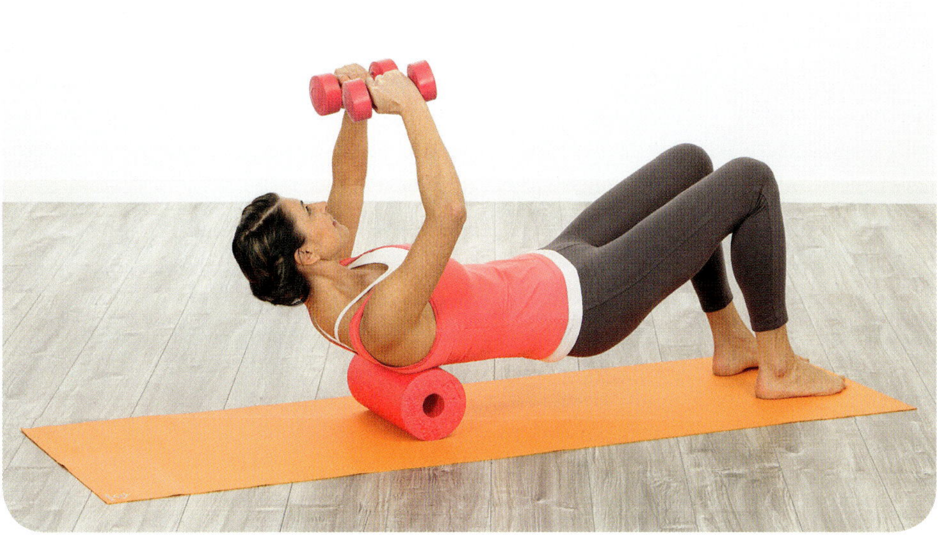

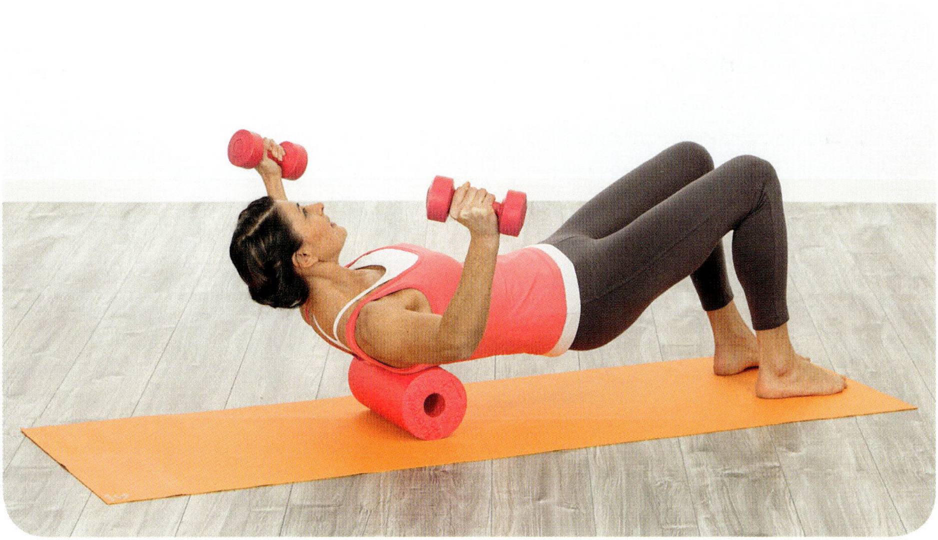

Hantel-Push-up

Ausgangsposition: Legen Sie sich mit dem Rücken auf die Rolle (Rolle knapp unterhalb der Schulterblätter) und halten Sie die Hanteln auf Brusthöhe nach oben gestreckt. Die Beine sind aufgestellt, die Knie bilden einen Winkel von ca. 90 Grad. Spannen Sie die Bauchmuskeln leicht an. Den Kopf halten Sie in Verlängerung der Wirbelsäule. Unterbrechen Sie die Übung lieber ab und zu kurz (vor allem am Anfang Ihres Trainings), wenn Sie das Gefühl bekommen, dass Ihr Kopf zu schwer wird. Die Ausdauer Ihrer vorderen Halsmuskulatur wird sich mit der Zeit steigern.

Durchführung: Beugen Sie Ihre Ellbogengelenke und senken Sie so die Arme nach unten ab, bis die Ellbogen sich knapp über dem Boden befinden. In dieser Position sind die Ellbogen nahezu in einem 90-Grad-Winkel gebeugt. Dann strecken Sie die Arme mit den Hanteln wieder nach oben. Zeitgleich können Sie ein Bein vom Boden lösen und parallel zum Boden nach vorne ausstrecken. Das erhöht den koordinativen Anspruch der Übung, da die Stützfläche kleiner und ein wenig instabiler wird. Dann stellen Sie das Bein wieder auf dem Boden ab und lassen beide Arme mit den Hanteln wieder nach unten. Wechseln Sie bei jeder Wiederholung der Armbewegung das Bein. Achten Sie darauf, dass die Bauchmuskeln angespannt bleiben.

Endposition: Das Ende der Bewegung ist erreicht, wenn Ihre Ellbogen knapp über dem Boden angekommen sind. Wenn Sie wieder in der Ausgangsposition angekommen sind, ist eine komplette Wiederholung erfolgt.

Zu beachten: Achten Sie auf Bauchspannung und Kopfhaltung während der Übung. Halten Sie Kopf und Oberkörper in einer Linie parallel zum Boden.

Einsteiger:
3 × 8–12 Wiederholungen

Fortgeschrittene:
5 × 15–18 Wiederholungen

Topfit:
5 × 25–50 Wiederholungen

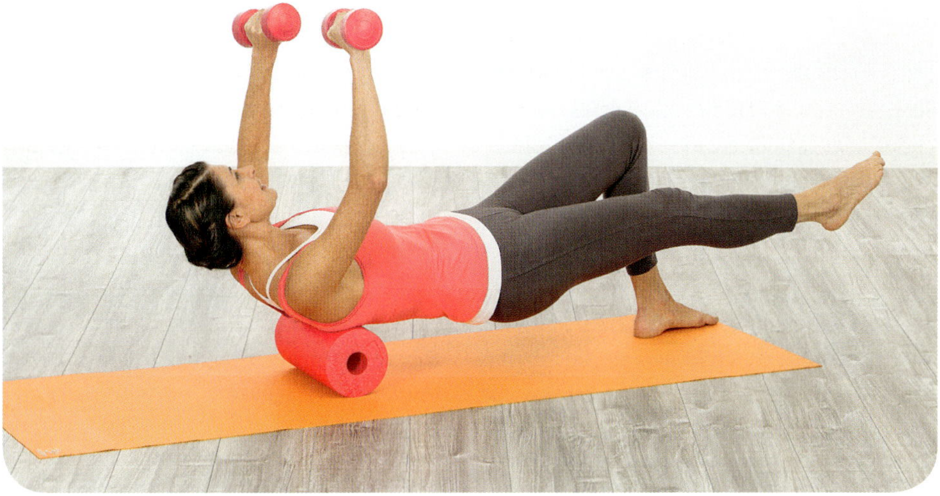

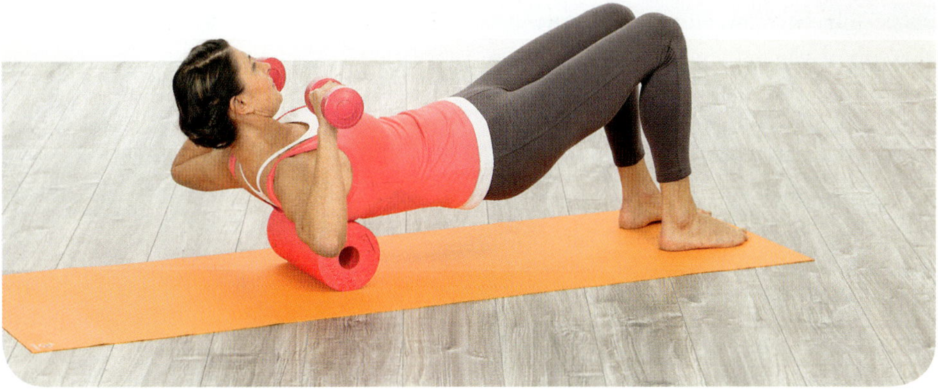

Überzüge

Ausgangsposition: Für diese Übung legen Sie sich mit dem Rücken auf die Rolle. Positionieren Sie die Blackroll etwas unterhalb der Schulterblätter quer über die Brustwirbelsäule. Halten Sie eine oder zwei Hanteln mit beiden Händen auf Brusthöhe nach oben gestreckt, die Ellbogen sind leicht gebeugt. Die Beine sind auf dem Boden aufgestellt. Spannen Sie die Bauchmuskeln leicht an, um die folgenden Bewegungen der Arme besser kontrollieren zu können. Kontrollieren Sie auch Ihre Kopfposition und verhindern Sie, dass der Kopf zu weit nach unten absinkt.

Durchführung: Lassen Sie nun das Gewicht mit beiden Armen über den Kopf nach hinten unten absinken. Die Ellbogengelenke behalten im Lauf der Bewegung immer denselben Grad der Beugung. Wenn Ihre Arme mit den Hanteln etwa auf Kopfhöhe angekommen sind und sich in Verlängerung ihres Oberkörpers parallel zum Boden befinden, stoppen Sie die Abwärtsbewegung und beginnen mit dem Rückweg in die Ausgangsposition.

Endposition: Sie haben das Bewegungsende erreicht, wenn Ihre Arme sich parallel zum Boden befinden. Zurück in der Ausgangsposition, haben Sie eine ganze Wiederholung gemeistert.

Zu beachten: Halten Sie immer mit einer angespannten Bauchmuskulatur gegen die Armbewegung und vermeiden Sie zu Beginn schwungvolle Bewegungen. Führen Sie die Abwärtsbewegung des Gewichtes kontrolliert aus. Fortgeschrittene können auch mit etwas mehr Schwung arbeiten.

Einsteiger:
3 × 8–12 Wiederholungen

Fortgeschrittene:
5 × 15–18 Wiederholungen

Topfit:
5 × 25–50 Wiederholungen

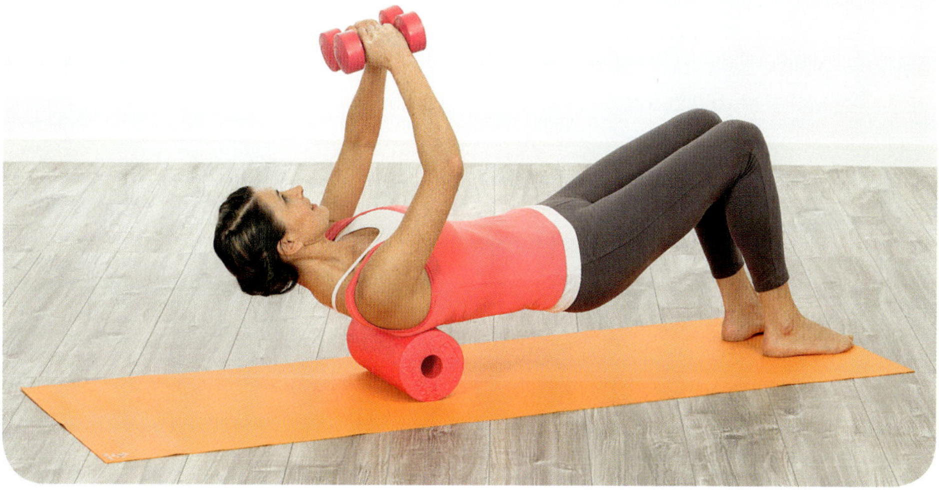

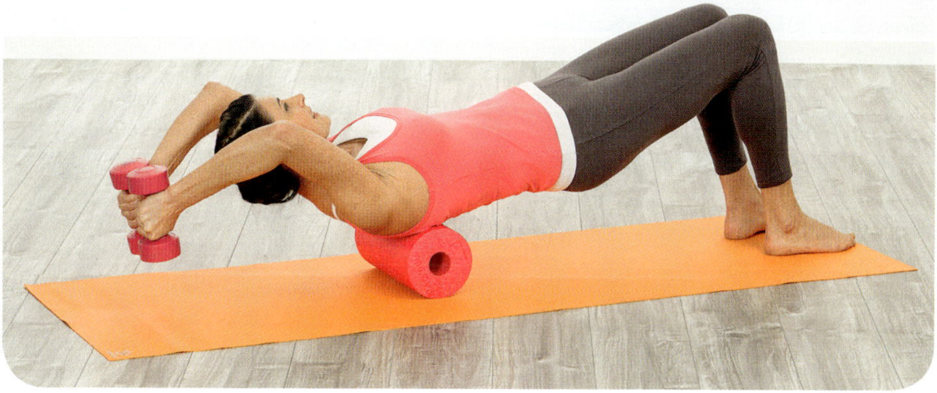

Seitliches Armheben

Ausgangsposition: Beginnen Sie in der Vierfüßlerposition. Strecken Sie das rechte Bein nach hinten außen (etwa in einem Winkel von 45 Grad nach außen) und stellen Sie dort die Zehenspitzen auf dem Boden auf. Nun bewegen Sie beide Arme auf Ihre linke Körperseite. Der rechte Arm stützt Ihren Oberkörper auf dem Boden ab (am Anfang können Sie hier auch den Ellbogen zum Stützen mit ablegen). Ihre rechte Schulter liegt auf der Blackroll und die linke Hand hält eine einzelne Hantel. Strecken Sie den linken Arm nicht ganz durch.

Durchführung: Heben Sie den linken Arm mit der Hantel nach oben an und drehen Sie dabei Ihren Oberkörper mit in dieselbe Richtung. Auch der Kopf dreht mit, schauen Sie der Hantel nach – so können Sie die Übung optisch und motorisch besser kontrollieren. Diese wackelige Position stabilisieren Sie, indem Sie kräftigen Druck auf das nach außen aufgestellte Bein und den auf der Rolle abgelegten Arm ausüben. Spannen Sie immer Ihre Bauchmuskeln an.

Endposition: Das Bewegungsende ist erreicht, wenn Sie den Arm mit Gewicht nach oben angehoben haben. Sind Sie wieder in der Ausgangsposition zurück, ist eine ganze Wiederholung geschafft.

Zu beachten: Der diagonale Druck von Arm und Bein in den Boden ist der Schlüssel zur Stabilität bei dieser Übung – und ein wenig Bauchspannung.

Einsteiger:
3 × 8–12 Wiederholungen

Fortgeschrittene:
5 × 15–18 Wiederholungen

Topfit:
5 × 25–50 Wiederholungen

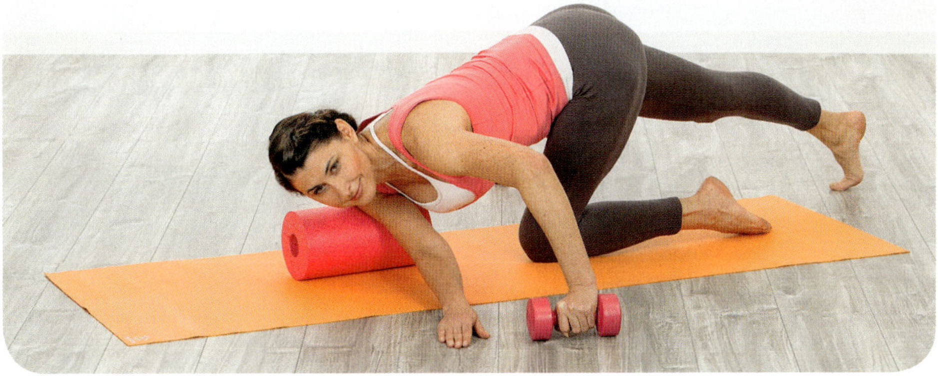

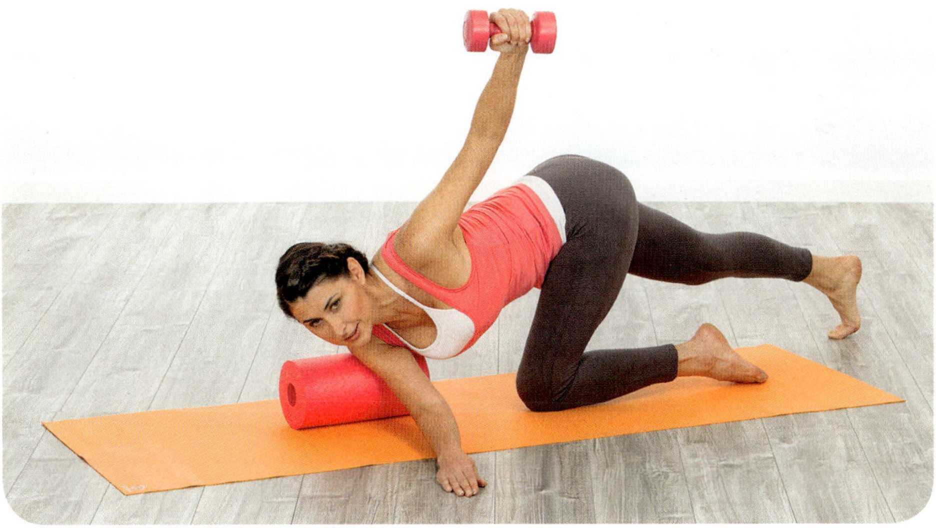

Mit der Blackroll zu mehr Körpergefühl

Die Blackroll kann nicht nur für das Faszientraining und gezieltes Körpertraining eingesetzt werden – sie kann auch ein großartiges Hilfsmittel für die Verbesserung der Körperwahrnehmung sein.

Beim Thema Körpergefühl geht es um eine bewusste Wahrnehmung von äußeren und inneren Kräften, die auf unseren Körper – und im Besonderen auf den Bewegungsapparat – einwirken. Es geht um die Wahrnehmung von Druck-, Zug- und Scherkräften und deren Auswirkungen. Die Rezeptoren für diese Wahrnehmungen sind in unserem gesamten Körperverteilt, besonders in unserem Fasziensystem. Unser Ziel ist es zu lernen, diese Rezeptoren gezielt und bewusst anzusteuern und die gewonnenen Informationen für eine Verbesserung der Gesundheit oder auch für eine Steigerung der sportlichen Leistungsfähigkeit zu nutzen. Verletzungen und Überlastungen können vermieden werden, wenn Ihre Sinnesorgane schneller reagieren und Sie diese Reaktion auch schneller wahrnehmen.

Wann immer Sie einen Arm oder ein Bein bewegen, gibt es auf einer Seite des Armes/des Beines Zugspannung und auf der Gegenseite eher Druck. Zug entsteht meist an Muskeln, Sehnen oder Bändern, der Druck im Gelenk. Versuchen Sie, Druck und Zug zu erspüren. Bewegen Sie dazu z.B. die Arme vorne nach oben und seitlich nach außen. Machen Sie dieselben Bewegungen auch mit den Beinen: nach vorne hoch und seitlich nach außen. Versuchen Sie Druck und Zug auch an anderen Gelenken und bei anderen Bewegungen wahrzunehmen. Wenn Sie Druck- und Zugkräfte schneller wahrnehmen können, kann Ihnen das im Alltag und Sport helfen, viele Verletzungen zu verhindern. Es erfordert ein wenig Mühe, diese Wahrnehmung zu schärfen, es lohnt sich aber allemal.

Eine Verbesserung der Körperwahrnehmung wirkt sich auch auf wichtige Stoffwechselfunktionen und auf die motorischen Funktionen der Gewebe und Strukturen des Bewegungsapparates aus. Damit sind auch positive Auswirkungen auf Kraft und Ausdauer im Sport verbunden. Zu den Stoffwechselfunktionen zählen unter anderem die Durchblutungskapazität und damit verbunden der Sauerstoff- und Nährstofftransport. Wird dieser optimiert, kann Ihr Körper beim Sport besser mit der Energie haushalten – Sie halten länger durch.

Auch die Muskulatur wird positiv beeinflusst. Sie reagiert besser auf steigende Belastungsanforderungen, und muskuläre Dysbalancen werden vermieden. Auch das Zusammenspiel zwischen Nervensystem und Muskelsystem kann durch verbesserte Körperwahrnehmung und Schulung der entsprechenden Rezeptoren optimal gefördert und verbessert werden. Das zeigt sich direkt in einer besseren Bewegungskoordination. Damit untrennbar verknüpft ist eine geringere Verletzungsanfälligkeit. Arbeit an der Wahrnehmungsfähigkeit unseres Körpers steht also in direktem Zusammenhang mit einer bestmöglichen sportlichen Leistung.

Im Folgenden finden Sie hier ein Übungsbeispiel, das vor allem die Wahrnehmung der Körpermitte fördert. Spüren Sie dabei vor allem nach, an welchen Stellen Sie Druck oder Zug wahrnehmen können. Entdecken Sie, wie Ihr Körper auf diese Reize reagiert. Lassen Sie sich inspirieren, Ihren Körper auch in Momenten, in denen Sie nicht trainieren, intensiv wahrzunehmen – es ist eine außerordentliche Erfahrung! Durch die hier vorgeschlagene Art der Übungen zur Körperwahrnehmung werden vor allem die Druckrezeptoren in der Haut und im Bindegewebe (sogenannte Mechanorezeptoren) aktiviert. Dadurch steigt im Wesentlichen die Fähigkeit, von außen einwirkende Kräfte wahrzunehmen und eine entsprechende Gegenreaktion über den Bewegungsapparat einzuleiten. Darunter sind auch Ausweichbewegungen und alternative Bewegungsmuster zu verstehen. In sportlicher Hinsicht steigt damit die Chance, bei spontanen Bewegungsänderungen und Reaktionen verletzungsfrei zu bleiben.

Beckenzirkel

Ausgangsposition: Legen Sie sich mit dem Rücken auf die Matte. Positionieren Sie die Blackroll unter dem Becken und heben Sie die Beine vom Boden ab, die Knie zeigen in Richtung Decke. Sie können die Füße überkreuzen, sie sind dabei stets tiefer als die Knie. Wenn Sie die Arme nach oben neben dem Kopf ablegen, müssen Sie die Beckenbewegungen vermehrt aus der Körpermitte koordinieren. Fällt Ihnen das zu schwer, legen Sie die Arme einfach neben dem Körper ab.

Durchführung: Spüren Sie dem Druck der Rolle im unteren Rücken nach. Bewegen Sie die Beine und damit auch das Becken kreisförmig auf der Rolle, abwechselnd in beide Richtungen. Beginnen Sie mit kleinen Kreisen, die Sie mit zunehmend besserer Kontrolle vergrößern können. An welchen Stellen treten verstärkt Spannungen auf? Wo nehmen Sie den Druck am deutlichsten wahr? In welche Richtung fällt die Bewegung leichter?

Endposition: Wenn Sie eine Kreisbewegung vollständig durchgeführt haben, ist eine Wiederholung erledigt. Sie können immer wieder kurz innehalten, um den Veränderungen in Ihrem Körper nachzuspüren.

Zu beachten: Bei dieser Übung geht es in erster Linie um Wahrnehmung. Arbeiten Sie daher langsam und konzentrieren Sie sich voll und ganz auf die Bewegungsdurchführung und Ihre Empfindungen dabei. Spannen Sie vor allem bei den Richtungswechseln die Bauchmuskulatur zur Stabilisierung der Körpermitte und der Wirbelsäule an.

Einsteiger: 3 × 8–12 Wiederholungen bei konstanter Geschwindigkeit

Fortgeschrittene: 5 × 15–18 Wiederholungen bei konstanter Geschwindigkeit

Topfit: 5 × 25–50 Wiederholungen mit variabler Geschwindigkeit bei den Drehbewegungen

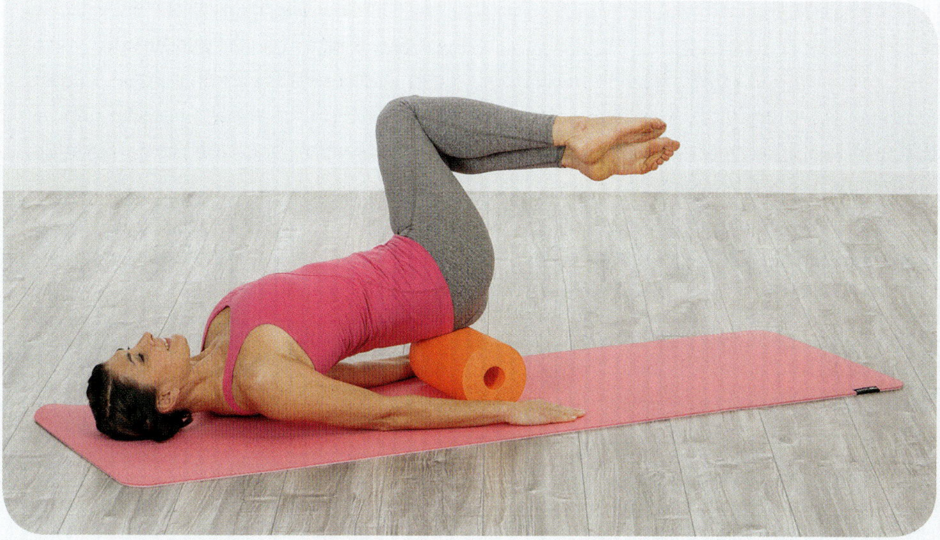

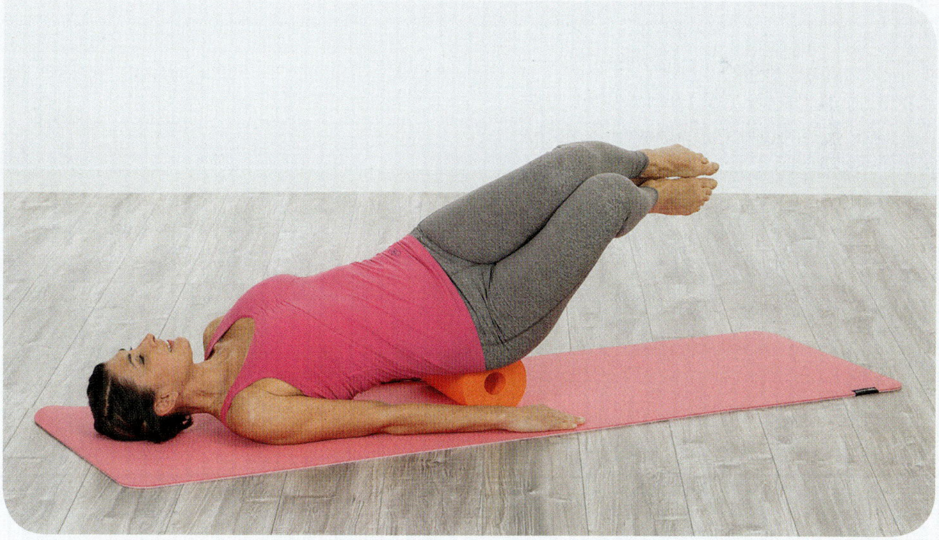

Ganzkörper-Twist

Ausgangsposition: Legen Sie sich in Rückenlage auf eine Gymnastikmatte. Die Blackroll klemmen Sie zwischen die Füße oder zwischen die Unterschenkel und halten sie während der Bewegung fest. Nun nehmen Sie beide Beine mit der eingeklemmten Rolle vom Boden weg und halten die Beine in der 90/90-Position (90 Grad Beugung in Hüft- und Kniegelenken) in der Luft. Legen Sie die Arme seitlich vom Oberkörper auf den Boden ab, mit ihnen koordinieren Sie die Bewegung und kontrollieren die Geschwindigkeit Ihrer Drehung. Bauch- und Rückenmuskeln stabilisieren die Wirbelsäule.

Durchführung: Legen Sie nun die Oberschenkel wechselseitig nach rechts und links auf dem Boden ab, ohne dabei die Rolle zu verlieren. Dabei darf Ihr Oberkörper der Drehbewegung folgen. Mit den Armen als Stütze kontrollieren Sie die Bewegung und halten die Körpermitte stabil. Während der Drehbewegung können Sie die Beine auch etwas mehr strecken. Das verleiht der Übung mehr Dynamik. Mit zunehmender Leistungsfähigkeit können Sie die Arme auch anheben.

Endposition: Das Bewegungsende ist erreicht, wenn Sie mit beiden Beinen auf einer Seite den Boden berühren. Eine komplette Wiederholung der Übung besteht zudem noch aus dem Rückweg in die Ausgangsposition.

Zu beachten: Führen Sie die Übung zu Beginn unbedingt langsam aus. Vermeiden Sie unkontrollierte Drehbewegungen ohne stabile Körpermitte.

Einsteiger:
3 × 8–12 Wiederholungen

Fortgeschrittene:
5 × 15–18 Wiederholungen

Topfit:
5 × 25–50 Wiederholungen

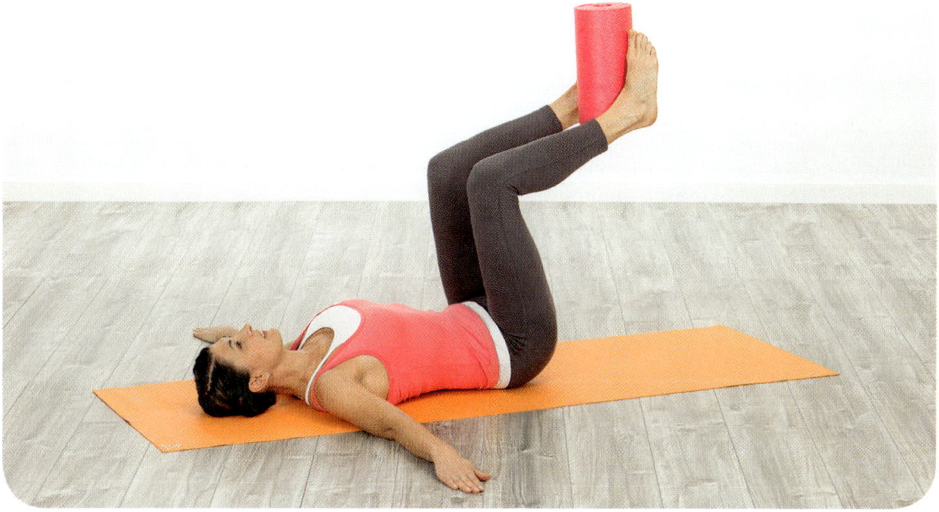

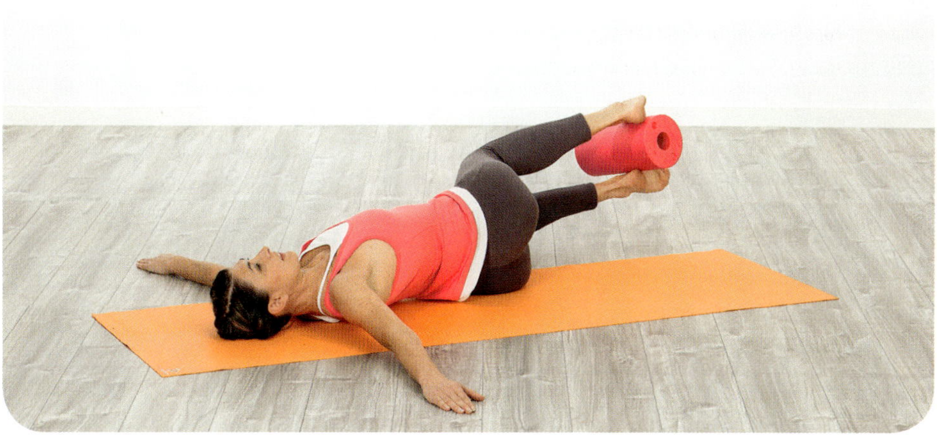

Oberkörper-Twist

Ausgangsposition: Sie stehen mit vor dem Körper angewinkelten Armen im Abstand von etwa 3 Fußlängen nach vorne geneigt an einer Wand und halten die Blackroll zwischen Wand und Unterarmen eingeklemmt fest. Spannen Sie die Rumpfmuskulatur (Bauch- und Rückenmuskeln) an, um die Körpermitte während der Übung stabil zu halten. Je weiter Sie von der Wand entfernt stehen, desto intensiver wird die Übung. Sorgen Sie für einen sicheren Stand auf einer Matte, damit Sie nicht ins Rutschen geraten.

Durchführung: Nehmen Sie einen Arm von der Rolle und führen Sie ihn seitlich nach außen. Der Oberkörper folgt der Armbewegung durch eine kontrollierte Drehbewegung. Er öffnet sich durch die Bewegung zur Seite. Führen Sie die Bewegung abwechselnd auf beiden Seiten durch.

Endposition: Wenn beide Oberarme mit der Brust eine Linie bilden, haben Sie das Bewegungsende erreicht. Ist der zur Seite bewegte Arm wieder zurück in der Ausgangsposition auf der Rolle, haben Sie eine komplette Wiederholung durchgeführt.

Zu beachten: Halten Sie Ihre Körpermitte während der Übung stabil und führen Sie die Bewegung der Arme kontrolliert aus.

Einsteiger:
3 × 8–12 Wiederholungen

Fortgeschrittene:
5 × 15–18 Wiederholungen

Topfit:
5 × 25–50 Wiederholungen

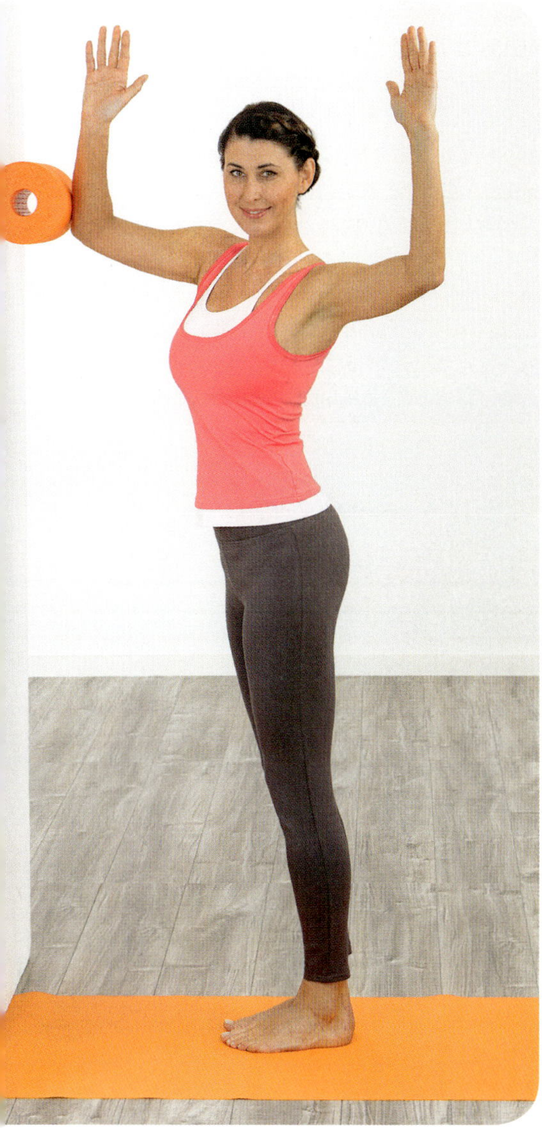

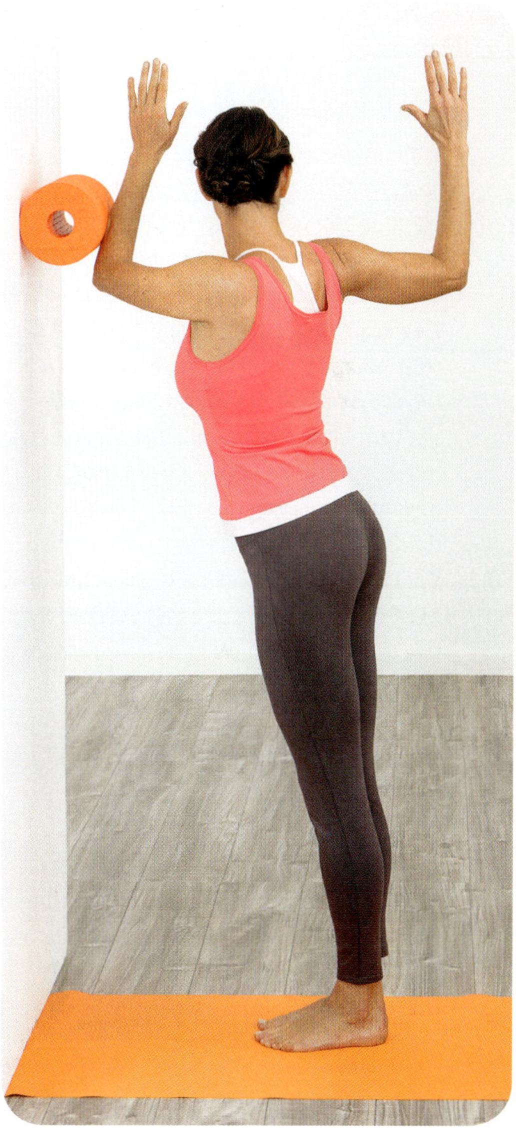

Ausfallschritt auf der Blackroll

Ausgangsposition: Stellen Sie Hände und Füße im Bärenstand oder einer Liegestützposition auf den Boden. Im Bärenstand ist die Hüfte (das Becken) höher als die Schultern und der Abstand zwischen Händen und Füßen ist kleiner. Platzieren Sie die Zehenspitzen auf die Blackroll; spannen Sie die Rumpfmuskulatur an, um den Oberkörper und vor allem die Wirbelsäule zu stabilisieren. Eine stabile Körpermitte hilft bei der Kontrolle des Abstandes zwischen den Händen und der Rolle. Dieser sollte konstant bleiben. Die Hände sind etwas mehr als schulterbreit voneinander aufgestellt. Halten Sie das Becken während der gesamten Übung etwa auf der Höhe Ihrer Schultern.

Durchführung: Aus der Ausgangsposition heraus nehmen Sie nun im Wechsel jeweils ein Bein seitlich nach vorne und stellen den Fuß kurz (für 1–2 Sekunden) auf den Boden. Der andere Fuß verbleibt auf der Rolle. Alternativ können Sie mit dem Fuß auch nur kurz auf den Boden tippen, bevor Sie das Bein zurück auf die Rolle führen.

Endposition: Das Ende der Bewegung ist erreicht, wenn Sie einen Fuß seitlich neben sich auf dem Boden abgestellt oder angetippt haben. Eine Wiederholung ist geschafft, wenn Sie diese Bewegung mit beiden Beinen durchgeführt haben und wieder in der Ausgangsposition (beide Füße auf der Rolle) stehen.

Zu beachten: Fallen Sie nicht ins Hohlkreuz – stützen Sie Ihre Wirbelsäule, indem Sie die Bauchmuskeln anspannen.

Einsteiger:
3 × 8–12 Wiederholungen

Fortgeschrittene:
5 × 15–18 Wiederholungen

Topfit:
5 × 25–50 Wiederholungen

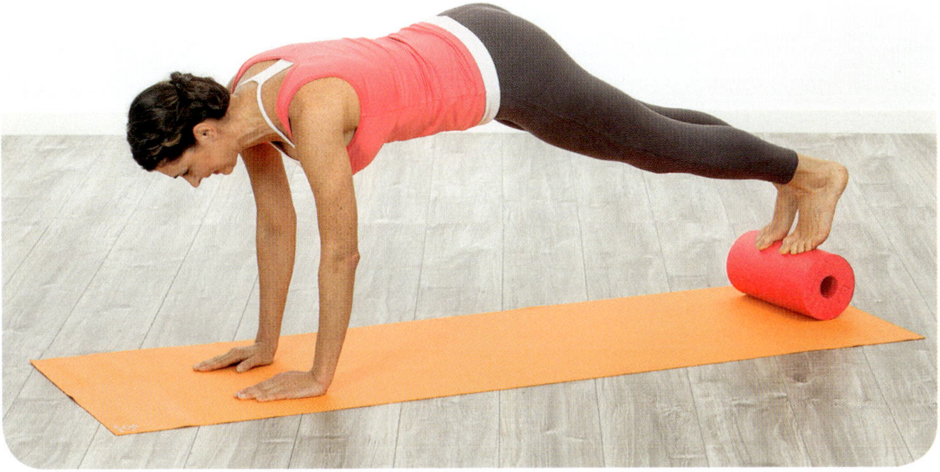

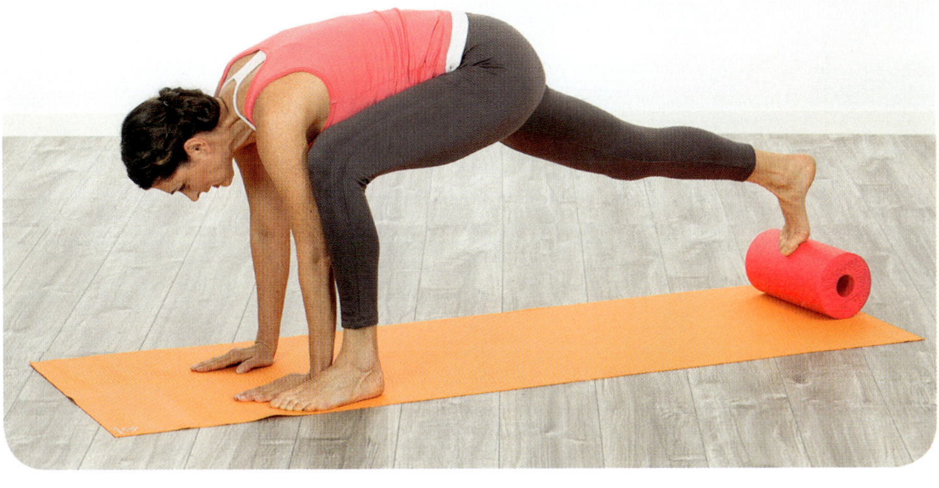

Blackroll-Sprünge

Ausgangsposition: Diese Sprungübung erfolgt im Stehen. Am besten stehen Sie auf einer Matte, sonst besteht Rutschgefahr. Stellen Sie sich neben die Blackroll. Sprünge sind eine gute Möglichkeit, die Muskeln der Beine im Zusammenspiel mit Gelenken und Nerven zu trainieren, da viele kleine Justierungen (motorische Feineinstellungen) während der Übung erforderlich sind.

Durchführung: Springen Sie beidbeinig vom Boden ab und setzen Sie über die Rolle. Dann geht es zurück auf die Ausgangsseite. Sie können die Sprünge auch variieren: Versuchen Sie es einbeinig oder setzen Sie die Füße bei der Landung versetzt (einer vorne und einer weiter hinten) auf. Solche Variationen stellen neue koordinative Herausforderungen an Ihre Bewegungssteuerung – das Zusammenspiel zwischen Nervensystem und Bewegungsapparat (Muskeln, Faszien und Gelenke) wird gefördert. Auch ein Mitbewegen der Arme beim Sprung intensiviert Ihr Training: Bewegen Sie die Arme dazu nach oben oder zu einer Körperseite.

Endposition: Die reine Bewegung ist ein Sprung über die Rolle. Wenn Sie wieder auf der Startseite sind, haben Sie eine Wiederholung erledigt. So trainieren Sie in einer Wiederholung beide Körperseiten.

Zu beachten: Sicherheit geht vor: Achten Sie bei den Übersprüngen auf die Rolle und pausieren Sie wenn nötig. Wenn Sie aus Erschöpfung falsch landen und dabei auf die Rolle treten, können Sie sich verletzen.

Einsteiger:
3 × 8–12 Wiederholungen

Fortgeschrittene:
5 × 15–18 Wiederholungen

Topfit:
5 × 25–50 Wiederholungen

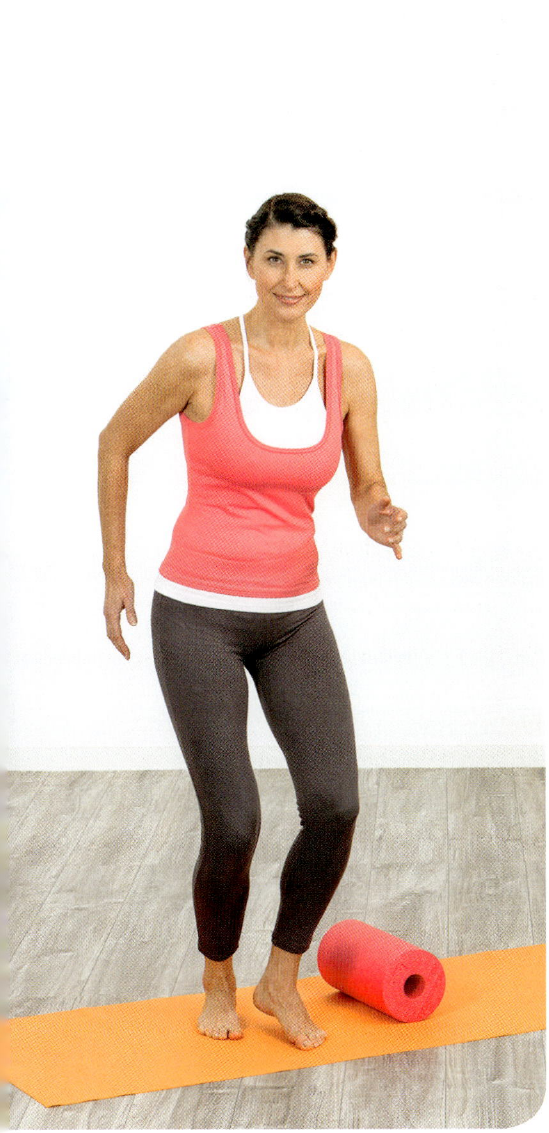

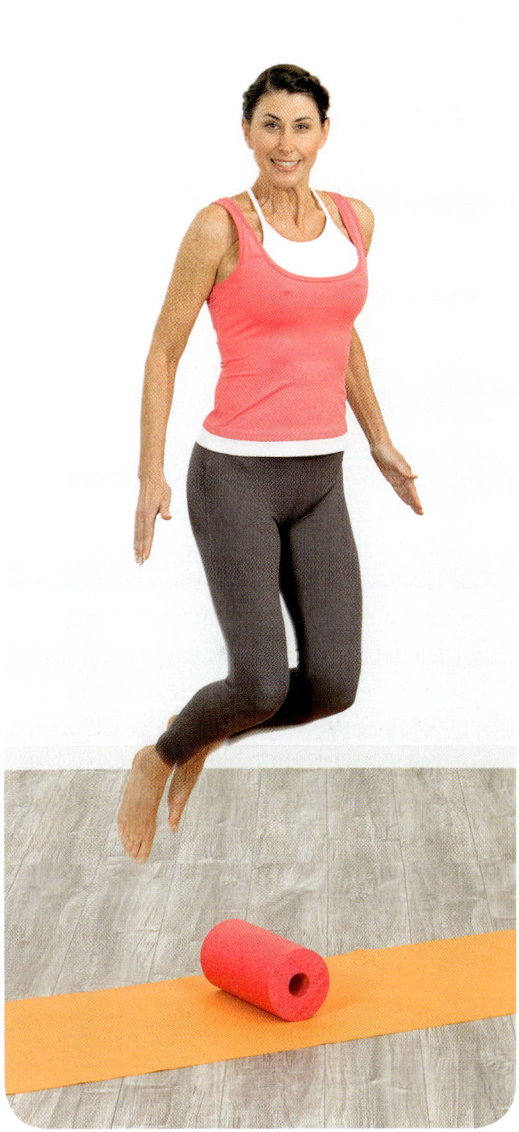

Vierfüßler-Liegestütz

Ausgangsposition: Starten Sie in der Vierfüßlerposition, wobei Sie die Knie auf der Rolle platzieren. Die Füße halten Sie dabei vom Boden angehoben in der Luft. Strecken Sie die Wirbelsäule und stabilisieren Sie den Oberkörper, indem Sie Bauch- und Rückenmuskeln anspannen. Die Hände stehen leicht vor den Schultern auf dem Boden in etwa schulterbreitem Abstand.

Durchführung: Halten Sie während der Bewegung den Oberkörper so gestreckt wie möglich. Beugen Sie nun die Arme und senken Sie den Oberkörper kontrolliert in Richtung Boden ab. Mit den Knien halten Sie die Position auf der Rolle. Dann drücken Sie sich wieder zurück nach oben in die Ausgangsposition. Um die Übung abwechslungsreich zu gestalten, können Sie die Arme unterschiedlich positionieren: z.B. enger oder noch breiter aufstellen oder auch diagonal versetzt (den einen Arm weiter vorne kopfwärts und den anderen Arm entsprechend weiter hinten). Auch die Knie können eng zusammen oder weiter auseinander positioniert werden. Je variantenreicher ein Training gestaltet wird, desto effektiver ist es.

Endposition: Das Bewegungsende ist erreicht, wenn Sie mit der Nase knapp vor dem Boden sind, der Oberkörper noch möglichst gestreckt gehalten wird und die Knie noch auf der Rolle sind. Zurück in der Ausgangsposition, haben Sie dann eine komplette Wiederholung durchgeführt.

Zu beachten: Kontrollieren Sie die Aufrichtung des Oberkörpers während der Übung – Sie dürfen keinen Rundrücken machen.

Einsteiger:
3 × 8–12 Wiederholungen

Fortgeschrittene:
5 × 15–18 Wiederholungen

Topfit:
5 × 25–50 Wiederholungen

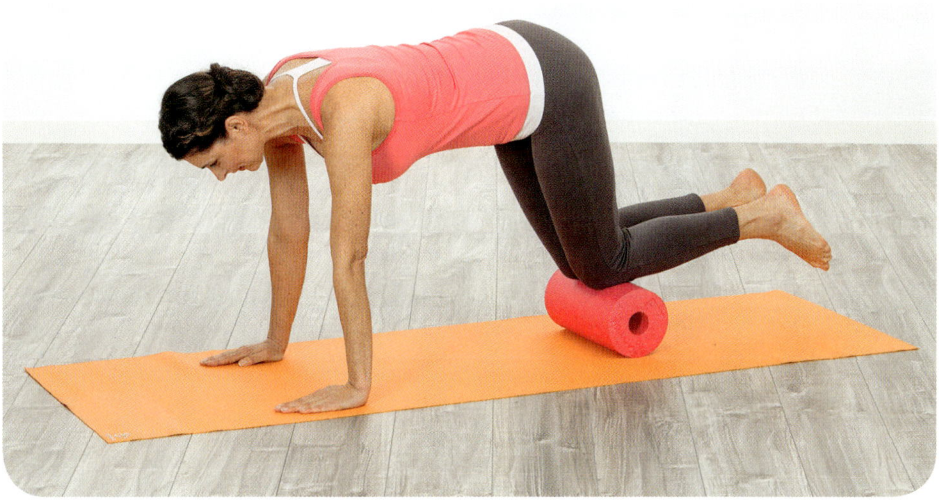

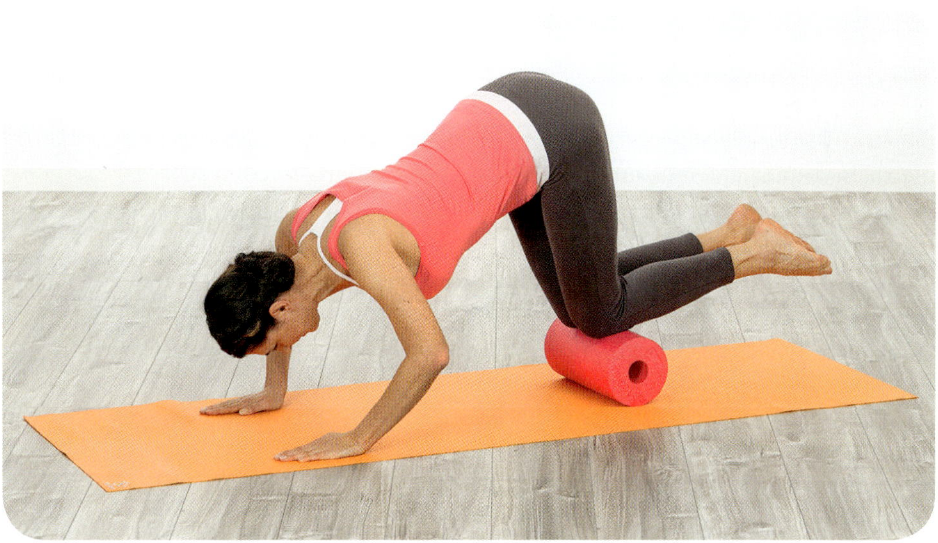

Rollout Wade und Oberschenkelrückseite

Ausgangsposition: Legen Sie im Sitzen ein Bein auf Höhe der Achillessehne auf die Blackroll. Dabei bleibt das Knie um 40–50 Grad gebeugt. Stützen Sie sich mit den Händen hinter dem Oberkörper ab. Wenn Sie mehr Druck in das Rollout bringen wollen, heben Sie auch das Becken vom Boden ab. So ruht Ihr Körpergewicht deutlicher auf der Wadenmuskulatur.

Durchführung: Schieben Sie Ihr Bein nach vorne, dabei strecken Sie das Knie. Die Wade gleitet über die Rolle, dabei wandert die Blackroll nach oben bis in die Kniekehle. Lassen Sie das Becken auf dem Boden, können Sie viel Gewicht abgeben – allerdings haben Sie so auch nur einen kleinen Bewegungsradius für die Rollbewegung und müssen die Rolle mehrmals umpositionieren, um die ganze Wade zu bearbeiten. Die nächste Intensitätsstufe erreichen Sie mit angehobenem Becken – gestützt auf die Hände und das andere Bein können Sie den Körper vor- und zurückbewegen. Für maximale Intensität legen Sie auch noch das zweite Bein auf die Rolle.

Endposition: Das Bewegungsende ist erreicht, wenn die Blackroll an der Kniekehle angekommen ist. Für eine vollständige Wiederholung rollen Sie zurück in die Ausgangsposition.

Zu beachten: Nach demselben Prinzip können Sie auch die Rückseite des Oberschenkels ausrollen, beginnend mit der Rolle kurz oberhalb der Kniekehle. Achten Sie darauf, niemals über das Kniegelenk hinwegzurollen – Ober- und Unterschenkel werden nacheinander ausgerollt, nicht in einer einzigen großen Bewegung. Wählen Sie für sich selbst die richtige Intensitätsstufe – Schmerzen sollten Sie bei Rollouts immer vermeiden.

Einsteiger:
3 × 8–12 Wiederholungen

Fortgeschrittene:
5 × 15–18 Wiederholungen

Topfit:
5 × 25–50 Wiederholungen

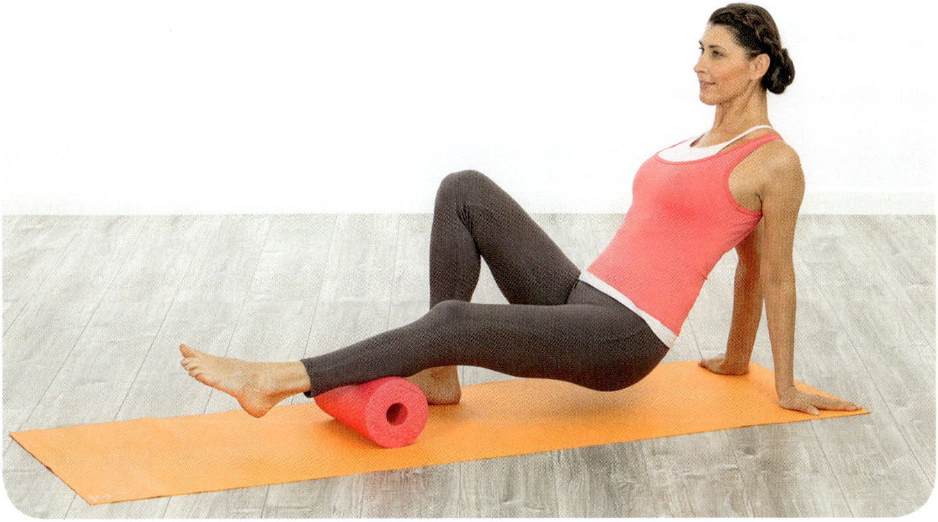

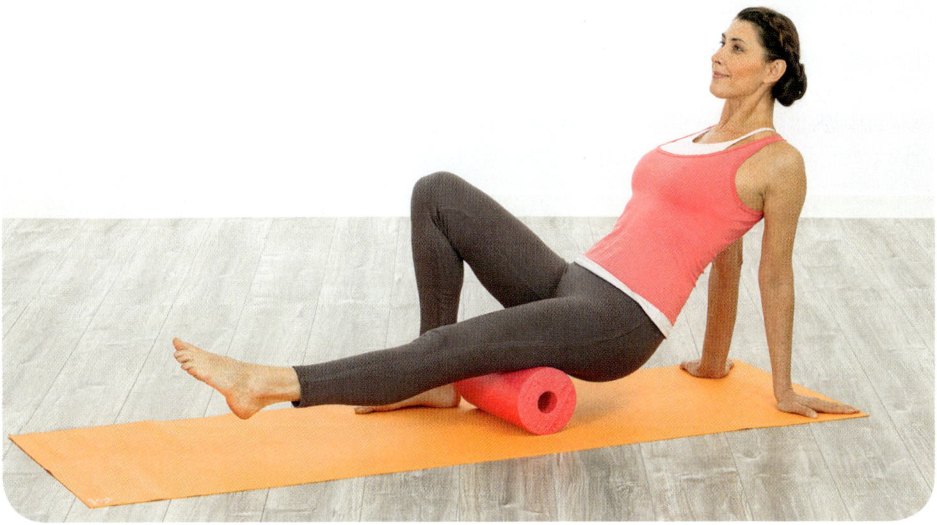

Rollout Oberschenkel-innenseite

Ausgangsposition: Sie befinden sich in Seitlage oder seitlicher Bauchlage auf dem Boden oder auf einer Gymnastikmatte. Stützen Sie sich mit den Unterarmen am Boden ab. Dabei sind die Ellbogen etwas mehr als schulterbreit auseinander aufgestellt. Legen Sie die Innenseite eines Oberschenkels auf die Blackroll. Dazu spreizen Sie das Bein etwa im 90-Grad-Winkel zur Seite ab und positionieren die Rolle knapp oberhalb des Kniegelenkes. Das Becken heben Sie auf dieser Seite etwas an.

Durchführung: Schieben Sie das Becken und damit das Bein nach außen. Dabei rollt Ihr Oberschenkel über die Blackroll, bis diese knapp unterhalb der Leiste angekommen ist. Sie bewegen sich von der anänglichen Seitlage in Richtung Bauchlage. Sie können das Rollout auch in zwei Etappen durchführen: zuerst mit einer Bewegung vom Knie bis zur Mitte des Oberschenkels und in einem zweiten Durchgang von dort bis zur Leiste. Variieren Sie den Druck auf die Rolle durch Verlagern Ihres Körpergewichtes nach vorne oder hinten.

Endposition: Das Bewegungsende ist erreicht, wenn Sie mit der Rolle in der Mitte des Oberschenkels oder vor der Leiste angekommen sind. Für eine komplette Wiederholung dieser Übung machen Sie auch noch den Rückweg.

Zu beachten: Um das Körpergewicht effektiv nach vorne oder hinten verlagern zu können, stemmen Sie sich mit den Unterarmen in die Unterlage. Stabilisieren Sie Ihre Körpermitte durch Anspannen der Bauchmuskeln und bewegen Sie das Bein kontrolliert.

Einsteiger:
3 × 8–12 Wiederholungen

Fortgeschrittene:
5 × 15–18 Wiederholungen

Topfit:
5 × 25–50 Wiederholungen

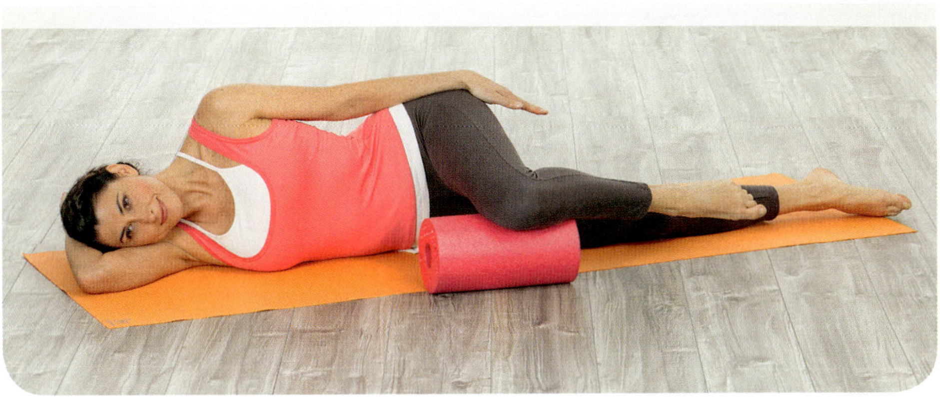

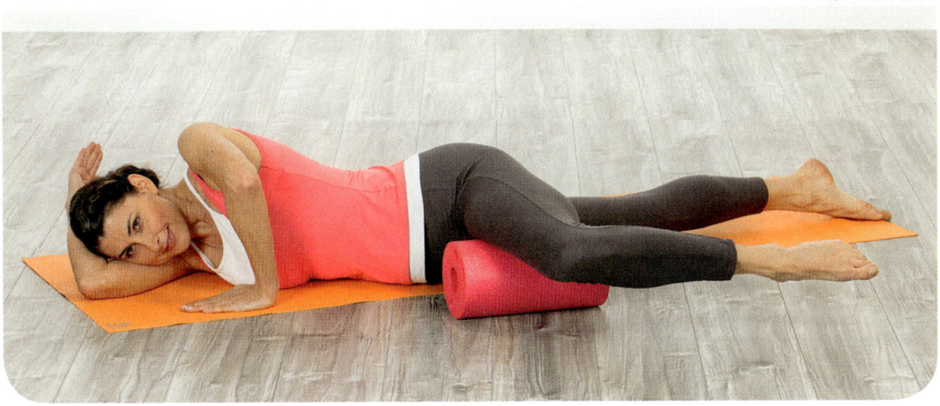

Rollout unterer Rücken

Ausgangsposition: Setzen Sie sich auf die Rolle und stützen Sie sich mit beiden Armen hinter der Rolle auf dem Boden ab. Stellen Sie Ihre Füße etwas mehr als beckenbreit auf dem Boden auf – so können Sie die Rollbewegungen gut steuern. Auch ein leichtes Anspannen der Bauchmuskeln hilft bei der Bewegungskontrolle. Mit den Beinen können Sie die Intensität des Rollendrucks variieren und anpassen – so können Sie den Druck in der Lendenwirbelsäule durch ein Anheben des Beckens entlasten. Zu Beginn positionieren Sie die Rolle unter den Sitzbeinhöckern oder knapp darüber – dahin, wo die Rolle am stärksten gegen den Sitzknochen drückt.

Durchführung: Schieben Sie nun Ihr Becken über die Blackroll nach unten in Richtung Füße. Dabei bewegt sich Ihre Lendenwirbelsäule über die Faszienrolle und Sie können sie von unten nach oben bis zum unteren Rippenbogen durcharbeiten. An unangenehmen oder leicht schmerzhaften Punkten unterbrechen Sie die Bewegung kurz und warten, bis die unangenehmen Empfindungen nachlassen. An solchen Stellen können Sie auch kleinste Bewegungen auf der Rolle (etwas nach oben und unten) durchführen. Sie können den Oberkörper während der Rollbewegung auch etwas nach rechts oder links verdrehen. So bearbeiten Sie verstärkt die seitlichen Anteile Ihres Rückens.

Endposition: Das Ende der Rolloutbewegung ist erreicht, wenn die Rolle am unteren Rippenbogen angekommen ist. Für eine vollständige Wiederholung machen Sie auch noch den Weg zurück in die Ausgangsposition.

Zu beachten: Bedingt durch die Körperposition muss die Bauchmuskulatur den Oberkörper und die Wirbelsäule stabilisieren und kontrollieren. Halten Sie während der gesamten Übung Bauchmuskelspannung.

Einsteiger:
3 × 8–12 Wiederholungen

Fortgeschrittene:
5 × 15–18 Wiederholungen

Topfit:
5 × 25–50 Wiederholungen

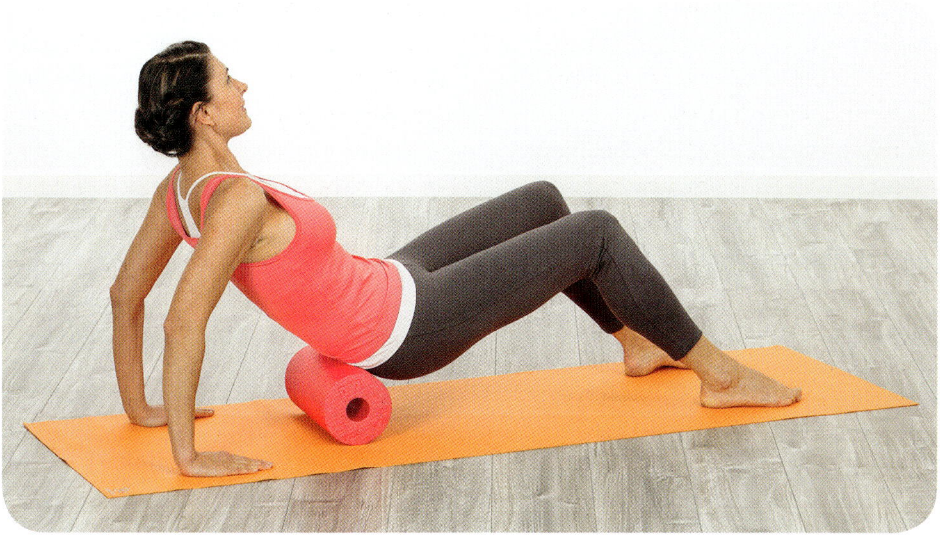

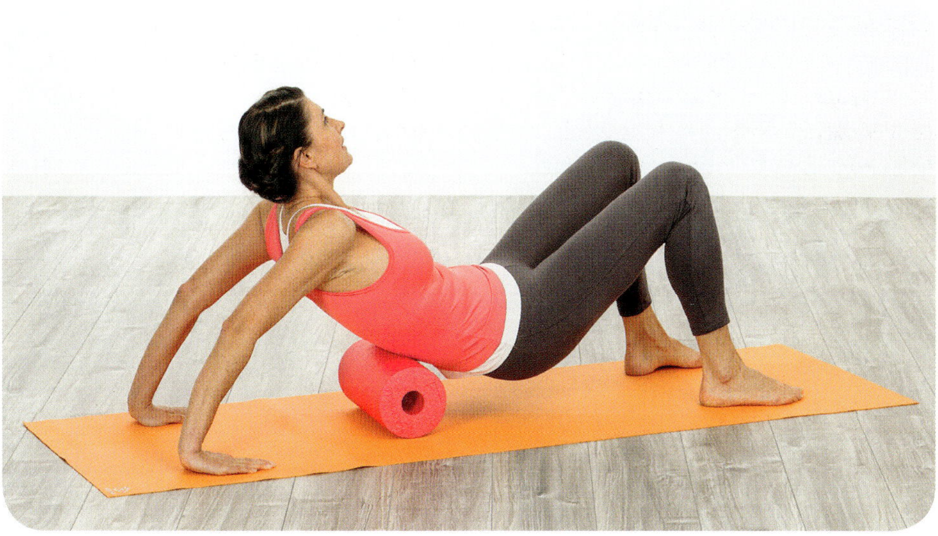

Rollout Oberschenkelvorderseite

Ausgangsposition: Starten Sie im Vierfüßlerstand und stützen Sie sich mit den Armen schulterbreit auf dem Boden ab. Legen Sie die Rolle nun oberhalb des Kniegelenkes unter einen Oberschenkel – das andere Knie bleibt neben der Rolle auf dem Boden aufgestellt. Die Zehenspitzen des aufgelegten Beines können zwischendurch zur Entlastung auch auf dem Boden aufgestellt werden.

Durchführung: Schieben Sie das Bein über die Rolle nach unten. Dabei regulieren Sie den Druck in die Rolle durch mehr oder weniger Gewicht auf den Armen und dem aufgestellten Knie. Rollen Sie nach unten, bis die Rolle in der Leiste ankommt. Sie können auch hier in zwei Schritten vorgehen und in der Mitte des Oberschenkels die erste Etappe beenden.

Endposition: Das Ende der Bewegung ist auf der Mitte des Oberschenkels oder vor der Leiste. Für eine Wiederholung rollen Sie zurück in die Ausgangsposition.

Zu beachten: Führen Sie die Bewegung kontrolliert durch und stützen Sie sich zu Beginn lieber etwas mehr auf Knien und Armen ab, bis Sie die Bewegung unter Kontrolle haben.

Einsteiger:
3 × 8–12 Wiederholungen

Fortgeschrittene:
5 × 15–18 Wiederholungen

Topfit:
5 × 25–50 Wiederholungen

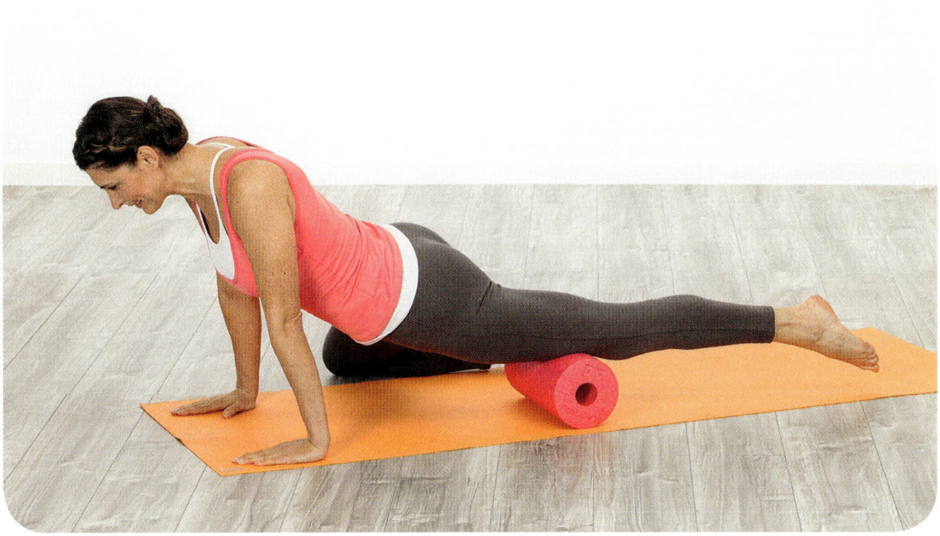

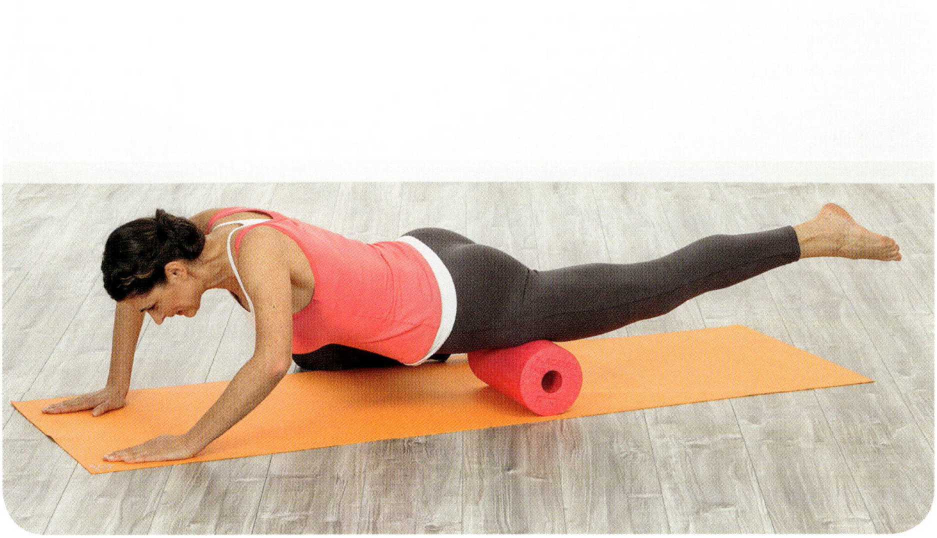

Bibliografische Information der Deutschen Nationalbibliothek
Die Deutsche Nationalbibliothek verzeichnet diese Publikation in der Deutschen Nationalbibliografie; detaillierte bibliografische Daten sind im Internet über http://dnb.d-nb.de abrufbar.

Programmplanung: Simone Claß
Redaktion: Julia Jochim, Hamburg
Bildredaktion: Christoph Frick, Nadja Giesbrecht
Umschlaggestaltung und Layout: CYCLUS Visuelle Kommunikation, Stuttgart

Bildnachweis:
Umschlagfoto vorn und Fotos im Innenteil:
Holger Münch, Stuttgart
Die abgebildeten Personen haben in keiner Weise etwas mit der Krankheit zu tun.

1. Auflage

Printed in Germany

Satz und Repro: Reemers Publishing Services GmbH, Krefeld
Gesetzt in Adobe InDesign CC 2017
Druck: AZ Druck und Datentechnik GmbH, Kempten

Gedruckt auf chlorfrei gebleichtem Papier

ISBN 978-3-432-10417-1

Auch erhältlich als E-Book:
eISBN (ePub) 978-3-432-10419-5

1 2 3 4 5 6

Wichtiger Hinweis: Wie jede Wissenschaft ist die Medizin ständigen Entwicklungen unterworfen. Forschung und klinische Erfahrung erweitern unsere Erkenntnisse. Ganz besonders gilt das für die Behandlung und die medikamentöse Therapie. Bei allen in diesem Werk erwähnten Dosierungen oder Applikationen, bei Rezepten und Übungsanleitungen, bei Empfehlungen und Tipps dürfen Sie darauf vertrauen: Autoren, Herausgeber und Verlag haben große Sorgfalt darauf verwandt, dass diese Angaben dem Wissensstand bei Fertigstellung des Werkes entsprechen. Rezepte werden gekocht und ausprobiert. Übungen und Übungsreihen haben sich in der Praxis erfolgreich bewährt.

Eine Garantie kann jedoch nicht übernommen werden. Eine Haftung des Autors, des Verlags oder seiner Beauftragten für Personen-, Sach- oder Vermögensschäden ist ausgeschlossen.

Geschützte Warennamen (Warenzeichen®) werden nicht besonders kenntlich gemacht. Aus dem Fehlen eines solchen Hinweises kann also nicht geschlossen werden, dass es sich um einen freien Warennamen handelt.